U0347720

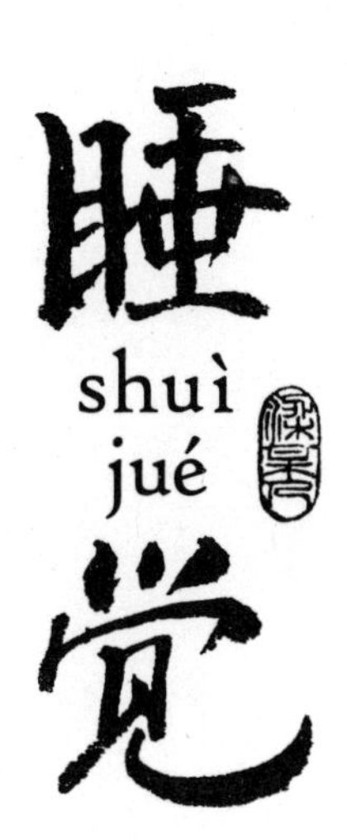

睡觉

梁冬 著

上海科学技术文献出版社
Shanghai Scientific and Technological Literature Press

果麦文化 出品

目　录

导论

入睡与觉醒

1952年，德国物理学家温弗里德·奥托·舒曼（Winfried Otto Schumann）提出了一个设想：地球表面和大气电离层之间，刚好可以形成一个谐振腔，这个腔体里边，存在各类震动频波、电波，其中有些波会发生共振，从而持续存在。当这个波从一个地点出发，绕地球一周之后又回到同一个地方，仍然会与出发时的波保持一个步调。这种波，在20世纪60年代被实际观察到，人们就以提出者命名它，叫它“舒曼波”，而此类共振，就叫“舒曼共振”。这个共振的频率主要取决于地球的大小，所以有人把它形象地比喻为“地球的心跳”。舒曼波的波长正相当于地球圆周，换算成频率的话，大约8赫兹（7.8赫兹～8赫兹，特殊情况会远高于这个频率）。

这个频率，刚好和人类浅睡眠时大脑的 α 波频率一致。

α 波，也就是所谓的安静时脑波。当你闭上眼睛，安静下来，做到放松而专注，就把自己调成了 α 状态，此时的脑波频率，可与舒曼波共振。一个覆盖全球区域的波，和我们小小颅腔内的波共振，这是否让你想到了什么？

差不多10年前的某一天，我与诺基亚公司的一位高管吃饭时，就听说诺基亚推出了一款无线充电设备。现在很多手机都支持无线充电，但其实诺基亚很早就有了。就是把它放在那儿，只要两个设备能同频共振，就可以充电了。

这在当时就启发了我的一个关于睡眠的猜想，稍后再具体说。

然而，大脑多数状况下产生的脑电波并没有那么低频，通常为14 ~ 40赫兹。这个波段，人会处于消耗更多精力、体力的应激状态，虽然有助于注意力的集中，但这也是为什么压力和焦虑成了人类常态的重要因素。

可见，无论对于你的脑还是你的“心”，舒曼频率可能都是一种有益睡眠的强大的频率，因为它与 α 波的下限和 θ 波（4 ~ 8赫兹）的上限状态基本相符。除了增加颅内血流量水平之外，这一频率被认为与催眠、暗示、冥想以及增进人类生长激素水平有关，可能是生命产生之初最常见的原始环境频率。

舒曼频率一提出来，隐隐然呼应了中国道家一贯重视的“气”，因为道家对“气”的体验和陈述，与舒曼频率恰相符合。修道者所说的“练气”或“撷取天地正气”，与将舒曼波引入体内，听起来何其相似。因此，是否可以推测，所谓“练气”，就是通过各种系统方法，高效地让自己进入 α 状态，更好地同舒曼波共振？

抵达这种状态，当然不止一种途径。

2017年，我去尼泊尔采访了据说是世界上最快乐的人——著名的开心禅大师、修行者咏给·明就仁波切。他曾经在美国被请到一间科学实验室，很多美国的重要学府在这个实验室开展了关于快乐的研究。

研究内容是：人的快乐指数能通过测量大脑中左前额叶区域的脑波来测算，人在正常情况下的脑波有一个指数，而人在到达极度喜乐时，比如赢了钱或者性高潮时，这个快乐指数就会发生变化。

在研究过程中，当明就仁波切处于禅定状态时，这个指数一下子跃升了700%，使得科学家们以为仪器出了问题，可以说，那是一种极其快乐的、大部分人类从来没有体验过的状态。

我们不仅能在明就仁波切那里观察到这种情形，事实上，当修行者或祈祷者凝神静虑，将注意力集中在某段经文、祈祷文，或某咒语，或某一声音、图像上，全身处于放松宁静又清明专注的状态，即与所谓气功态或α状态非常接近了，也就是处在易于接收舒曼波的状态。

那么，这些与睡眠有什么关系呢？

关于睡眠的两个猜想

从10年前开始，我慢慢形成了一些关于睡眠的猜想。

迄今为止，还没有人充分证明过这些猜想，它们没有什么严格的科学依据，完全基于我个人的观察。

让我们从一个问题开始：假设你处于躺着的状态，那么睡着和没有睡着，为什么有这么大的不同？

用简单的物理学的道理来说，假设你晚上一动不动地躺在床上，没有产生位移，就算你想事，可能消耗的能量也不比白天多；而你如果睡着了，哪怕做梦，脑子也是在运转的。那为什么睡觉就舒服很多？甚至有时你只睡了5分钟，就感觉精力充沛——只要5分钟。

这就说明一件事：**如果人体是一辆车，那么睡觉这个行为，不是把车开进了停车场，而是把车开进了加油站**。就像我们晚上即使把手机关了，可要是不充电的话，第二天早上起来还是没电。但是关了手机之后去充电，它的电量就增加了。

所以我的第一个猜想是：**睡眠一定包含“加法”**，它加了什么东西进去。

既然加了什么东西，可没有吃，也没有喝，甚至晚上睡觉还会出汗，多少还有点能耗，那到底加了什么呢？

有一种观点说，那是因为睡眠的时候，有些脏器持续生产热量，热量存储了起来就变成了能。但这种假设并不能解释，在没有入睡的情况下，即使不动、不思考，还是会觉得疲惫。为什么睡着仅仅5分钟，就可以迅速给自己充电？所以我觉得这个解释不够充分。

后来想到《道德经》上的一句话：“负阴而抱阳，冲气以为和。”说人是需要“冲气”的。气来自哪里呢？来自天地。天地之间有气灌到身体里去，这个听起来有点荒诞，如果第一次听到这个理论，你会觉得这是巫术，或者起码是不科学的。但是如果它不是“气”，是另外的东西呢？比如前面提到的舒曼波？

我们还可以举别的例子。

除了前面提及的手机无线充电技术，前段时间还有一种传闻，我一直期待，但没有出现：有种装置，可以跟5G或Wi-Fi的某些频段共振，只要上网就能充电了。这是典型的借助共振充电的原理。

这个在物理层面经常发生，甚至两个人之间也是，如果他们之间共振，就互相给力。这种共振能把一个人从天津拉到北京南站——我们以前有个同事，他女朋友常常从天津乘高铁到北京南站，而他从海淀跑到南站去约会。两个人见面，然后吃顿饭，聊聊天，聊完又各自回去了。这样很累，是什么东西让他们甘之如饴呢？因为他们要交流，彼此有很多话想说，所以思想上有共振，而共振这个东西会带来“能量的交换”——他们现在结婚了。

在物理学中已经证明过，可以说能量传递都是透过共振进行的。道家的“冲气”和手机的无线充电给我的这个启发，成为我提出我的睡眠猜想的“助缘”。

人处在睡眠状态时，其脑波频率与清醒状态是不一样的。我认为，也许有这种可能：只有切换到这个频率，它才能跟在清醒时不能够共振的频率进行共振。不管是磁场、电磁场，还是其他的场。

所以，除了摄取食物的通道，人体可能还有另外的“精神能量”的输入通道，类似舒曼共振，这个通道以无线的形式实现，可能跟地球磁场有关。我们深度睡眠时，脑波为0.1～4赫兹，比清醒时低很多，更接近地磁频率。就像我们把收音机调频从106.9赫兹调到了101.2赫兹，进入了一个新的调频，收到了新的节目一样。

我一直觉得应该有一个这样的设备，可以通过对身体频率的调整来实现“快速充电”。前段时间我看到俄罗斯的一个设备，就是用这种调频的方法，让人迅速进入睡眠状态的。

既然手机可以做到“充电5分钟，通话2小时”，那我们能否让人体也实现“快充”？如果可以，那就是一个伟大的事情，以后床就变成了“充电宝”，人躺在上面，用最快的速度得到充足的氧，还有与睡眠阶段脑波相匹配的生物磁场、生物电，然后“满血复活”。

这个理论只是我的一个猜想，一旦它可行，那将会彻底改变人类的生活。

既然脑波是一系列的波，那脑机接口已经呼之欲出了。特斯拉首席执行官埃隆·马斯克之前宣布，他们已经在老鼠身上实现了脑机接口。

那么我的第二个猜想就是：如果是这样的话，睡眠就像是一个与各种频率相关的能量整理补充过程，除了充能量之外，从技术上来说，还可以充信息。换言之，我们以前的冥想、打坐，完全可以外部化，变成固定频率充到脑子里去，那么，“批量成佛”的时代就会来临。

这时候，知识也可以上传了。而知识如果能上传，就可以在其中携带私货，谁拥有上传能力，谁就可以把“私货”写在里面——我在百度公司工作时，曾经有第三方商家跟我说，如果百度公司出钱，就可以让百度应用的一些个案进入计算机考试提纲。我们当然绝对不接受了，后来发现这个商家其实是骗子。

但技术上来说，如果有一些知识和意识形态、价值观，以脑机接口上传的方式直接灌进去，那些被灌输者是毫无抵抗力的。而拥有上传能力的人，就可以定制出具有特定价值观的人群，比如多少人是艺术家，多少人是运动员……理论上来说，这个技术有可行性。

如果可以通过脑机接口上传，那或许也可以下载，比如把梦给下载了。那我们就可以借助这个工具，来看待真正原始的梦是什么——但是也很有可能，以后你根本就没有资格做自己的梦。你每天做梦的时间都被各种教材、知识填满。现在小孩从出生到大学要学的所有东西，甚至更多额外的东西，都在你做梦的时候完成上传。如果你还有余力，可以把你的意识联网，变成“梦联网”。而如果“梦联网”可行的话，那么我们就直接在梦里面完成对接、交流，就可以打牌，甚至在梦里直接完成支付，一个念头把钱就给你了。

这个“盗梦空间”就可怕了，未来的黑客不是潜入你的电脑，而是直接进入人脑。一笔钱不光从你的账户上刷掉，还要直接从你的记忆里刷掉，你就根本不会记得曾经赚过这笔钱。不知这时区块链的接入能不能避免这种作弊行为。

还可以进一步推论，如果“梦联网”实现，那么养老产业就会彻底改变。我们现在还跑到日本去学习“介护”——怎么让老年人自己锻炼，提升老年人生活品质……到时候根本就不需要了，人们老的时候，很可能因为护理成本太高，所以一堆老头、老太太全部泡在营养液里面，然后通过接口，让他们的意识跑出去，该唱歌就唱歌，该跳舞就跳舞，只要不违反法律，怎么乐呵怎么来，但是躯体就一直靠营养液维持。这样就没有物理空间的搬运，也不需要照顾，你脏器好不好无所谓，反正每个脏器都可以换。那个时候既是永生又是永死，差别就是你还有没有续费的能力。那时人分成两种，有能力泡在里面的，和只能在外面巡逻、搬营养液的。

这是“脑洞”大开的事情，但我认为，可能最终只有这样去处理这个问题，养老才不再是问题，只是还需不需要这样处理的问题而已。教育、广告、金融、养老、娱乐、游戏……方生方死，方死方生，色不异空，空不异色，真实就是虚幻，虚幻就是真实。

我这些年来研究睡眠，最后得出一个结论，跟佛经讲的一样：“一切有为法,如梦幻泡影，如露亦如电，应作如是观。”一切有为法，一切你看到的，所谓的“有为”的方法，有意义的事情，有价值的东西，都只不过是一堆生物电的交换。

我认为，睡觉最后会成为一个产业，所有产业都同它连接，那时候物理上存在与否，会变得次要。

所以，现代人花点时间学习一些佛学知识是有益的，可以帮助他们提前看见这个趋势。那么，有意思的事情就来了：为什么释加牟尼佛可以仅仅靠自己的想象，个人的参悟，自己的体悟、体证，在那么多年前就如此清晰地描述出了这个场景？

我建议，有时间可以去南京牛首山佛顶宫，参拜一下佛顶骨舍利。我看到那块舍利的时候，就不由自主产生一个很有意思的想法：在这块骨头下的那个大脑里面，就蕴含着这个宇宙非常重要的秘密。而一个人仅仅通过大脑和身体，就能够了解世界，这难道本身不就是这个世界最大的奇迹吗？

我这辈子，到目前为止如果有什么严肃猜想的话，那么刚才讲的算是一个，因为之前没有人这样讲。但是我必须说明这仅仅是我的猜想，猜想是无对错的，“大胆假设，小心求证”。我曾经在公开发言中提过，但是在这本书里面，是第一次正式以书面形式发布我的这些没有充分论证的遐想。

练习睡眠，就是预演人生

采访明就仁波切时，我问他如何看待睡觉与快乐的关系？他回答，**在睡眠的过程中，如果你最终能够有意识地让睡眠变成可控制的行为，实现在梦里都是快乐的状态，那么你会产生一种快乐的终极能力。**反过来看，**如果把控制睡眠的能力扩展到白天的时段，慢慢练习自己终极快乐的能力，就会扩展成为人一整天当中，乃至一生当中的习惯。**

佛教有“人生大梦三万天”之说，认为人生所拥有的一共三万多天，其实也是在更高维度上的一场大梦。在电影《盗梦空间》里，如何判断一个人是否在梦中，有一个很重要的指标：如果你觉察到自己不知道怎么来到这个环境中的，那么你就是在做梦。这句话扩展到更开阔的时间当中也是一样。当我们将人生放在超过这三万天的时段里面，或者更久远的一百万年的时间长河中时，我们都不知道自己是如何来到这个世界上的。

所以，佛教以及其他追求终极智慧的信仰，都有一种讨论——他们认为，人的一生是在另外一个维度上发生的更大的一场梦。

通过练习睡觉，我们可以扩展出练习睡得更好的能力，继而练习在人生这一段大梦中变得更好的能力。当然，对于更有追求的人来说，就像王阳明说的知行合一一样，要在内在真正相信你想成为的那个人，你才能成为那个人。

在睡眠中预演得越真实，越有可能迅速实现

我在凤凰卫视时，有段时间同时做娱乐节目和新闻节目的主播，晚上主持《相聚凤凰台》，早上主持《凤凰早班车》，那时候人格上是一个极其分裂的状态。主持期间，常常会收到很多来自某公关公司的传真，写着想要邀请凤凰卫视的记者去采访他们公司上市的新闻。这些传真都如出一辙，文字风格几乎一样，虽然来自不同的财经公关公司，我就认为做一家公司上市的公关这件事好像没有那么难——既然每篇都差不多。

我那时候还很穷，没有钱买直通车票，每次从广州到香港都要坐车到深圳的罗湖口岸过关，再从罗湖口岸坐车回到我在香港居住的地方。有一天，我在罗湖的地摊上买了一本书，叫作《创业板上市指南》，讲的是在香港创业板和美国纳斯达克上市的诸多注意事项。这是一本盗版书，很多错别字。但我在看完之后，竟然产生了一种幻觉：如果我有机会能操作一家公司上市，负责它上市过程中的市场及行销工作的话，那就太有意思了。

对于一个娱乐节目主持人来说，这只是一个奇妙的幻想，但没有人能阻挡一个普通人的梦想。在那段时间里，我经常在心里反复设想，如果给我一家网站，让我去操作上市的话，我会做哪些事情，该如何撰写文案，如何设计招股说明书，如何安排上市初、上市中

和上市后的公关活动……

如此这般，我在内心里面演练了半年之后，在一个去往旅游景点的大巴上，我邂逅了一位先生，我跟他聊了5分钟，讲了我想做的东西，结果两个礼拜之后，没想到他居然找到我，问我：你有没有兴趣加入百度公司？

这位先生就是李彦宏。

我有点恐惧。因为对于一个娱乐节目主持人，这是一件非常夸张的事情，而且不是负责娱乐，而是负责公司的市场营销（Marketing）。后来我知道这个公司就要上市了，我进去就是为了上市做传播的。我才发现一个人的梦想，如果已经在内在全部准备好的话，这个东西是会发生的。于是我就加入了百度公司。

加入百度公司以后，第一次开高管会的时候，坦白地说，我是非常恐惧的，因为他们居然用英文开会。当他们在说ROE、ROI、P2P、P4P的时候，我只能装作很镇定的样子，脸上挂着好像听懂了的神秘微笑。

我求助于朋友们，问他们我该怎么办。一位香港朋友送我一本书，讲里根是如何成为美国最伟大的总统的。其实，里根刚开始根本不知道如何做一个总统，因为在当总统之前他在美国是一个三流演员。但是，他的优点是他能演一个活灵活现的总统。于是他无论是在电视上还是其他场合，都演得很像一个人们心目当中美国总统的样子，后来里根被评为美国历史上最伟大的总统之一。

这本书给了我很大的勇气。我尝试透过内在，像演员去演一个角色一样，完成了自己在百度公司近3年的副总裁“真人秀”。当然，在这个过程中，也越演越顺手，越演越投入，渐渐才知道，噢……原来，这个就是做副总裁了。

再后来，“真人秀”的梦醒了，我离开了百度公司。

在我的这个“真人秀”梦里面，百度公司正式启动了去美国上市的进程。坦白地说，虽然我在心中想了很多遍，但真正如何去做还是不知道的，因为从来没有做过。于是我在公司申请了一个会议室，在墙上贴满了《时代周刊》《商业周刊》《21世纪经济报》《经济观察报》《财经杂志》《三联生活周刊》，想象这些报刊将会以什么方式写百度的故事。我找了3个从这些媒体出来的人，开始试着按照他们的方式撰写报道的文章，然后把这些文章和图片贴满了会议室的墙。

后来，百度上市了。这些媒体的报道，果然就像我们想象的那样，几乎没有差别。

上市那天我觉得很诧异，一个从没接受过任何上市公关培训的人，居然领导了百度的上市过程，而且就是像我曾经想象的那样。

任法融道长曾赠我四个字：“为而不争”。我以前认为，这四个字的意思是：“去做，而不要去争抢”，后来结合这次上市的经历才明白，意思是，**我们要首先在“内在成为”，然后就不需要去争了。**

百度之梦醒了之后，我在一个美国学术八卦杂志上看到了一个故事，讲的是一个美国导演观察了美国后来真正成为巨星的人，发现在他们还没有“出炉”之前，已经在内在完全认为自己是巨星了，只不过后来才被别人认知到而已。

这件事给了我巨大的启发——原来我们之所以能够成为谁，不完全是做出来的，而是一早就在我们内心中，已经完全搭建完成了（尽管这是个猜想）。

电影《盗梦空间》里面有个女孩子，是筑梦师，在电影里面的工作就是编织一个梦的场景：街道、茶杯、茶垫、地毯、空间，甚至是全息的味道、重量感，看见的、听到的、闻到的、品尝的……在这些全息的认知基础上构建一个梦的场景。在这个场景中，也不知道梦里面什么是真的，什么是假的。

在这样的过程中，我发现，**原来睡觉这件事如此重要，它实际上是人生的总结和预演**。人的梦想，从本质上来说，就是你在日常清醒状态下，也可以构建一个内在的，关于你的生存状态、生命状态的情景。这个情景越真实，越有可能迅速到来。

睡眠中构建的场景，决定了你的人生视角

当我们理解这些东西之后，再去看之前风行的《秘密》这本书，就会发现，所谓的“吸引力法则”，就是你在意识里面已经构建了一个意识雷达，你所看到的一切，都是意识雷达捕捉到的东西。

我们以为那是我们吸引来的，其实不然。实际的情况是世界上什么都有，但是当你的意识雷达拥有一个这样的夹角时，你捕捉到的东西就构成了你看到的世界，你就以为这就是世界本身。就像一个怀孕的妇女，她看见满大街的人都在怀孕；一个买了名牌包的人，

发现全世界都买了同一款名牌包；一个对世界充满愤恨的人，就觉得每件事情都足以引起愤恨一样。

所以我猜想，一个人，其内在当中，不管是白日梦里，还是深度睡眠中，或是白日到深度睡眠过程中将睡将醒的阶段，都适合构建不同的场景，这些场景连贯在一起，就构成了一个所谓的内在世界对于你生命的认知。它不仅包括物理的，也包括心理的，还包括情绪的；不仅包括对这件事本身的看法，还包括对这件事的价值观的判断。这使得同样一件事情，我们完全可以从不同的角度解读，甚至可以产生完全不同的生命体验。

我曾在我的太安私塾里，做过一次类似于精神分析心理疗法的游戏。我请了一位同学来讲他的人生故事，讲着讲着他就开始哽咽，说他童年时父亲由于工作的原因，常年不在家，所以他大部分时间是跟着母亲生活的，经常被别人欺负。因此，他一直认为他现在所有生活的不如意、内心所受到的伤害和童年阴影，都和童年时父亲的缺位有关。他越讲自己越伤心，直到嚎啕大哭起来。

然后，另一位同学却发表了不同的看法。他说他小时候比上面这位同学还要惨，不仅有一位常年不在家的父亲，还有一位常年卧病在床、眼睛看不见的外婆。但是，他不仅没有觉得沮丧，反而在内心里面特别享受这种家庭状态。他认为正是因为父亲不在家，没有束缚，反而可以将大部分时间都用在学自己真正喜欢的东西上。也正是因为这个原因，后来他考上了清华大学，成了一名真正的“学霸”。

更加令他感到高兴的，是因为那位眼睛看不见的外婆，每个月外婆收到工资的时候，都会让他打开那个装有工资的信封，让自己告诉她工资的金额，她再随机摸出里面的一张纸币送给他作为回报——有时候还是面额最大的那一张！

讲到这时候，他说：在内心里面，我是多么享受拥有一个不回家的父亲啊！我是多么喜欢拥有一个看不见的外婆呀！这位同学后来总结说：世界是怎么样的并不重要，父亲回不回家根本没那么重要，重要的是你处在这个环境里面的视角，你的眼睛里面装了什么样的“有色眼镜”，直接决定了你对人生有着什么样的看法。

这位学生真的享受其中，后来甚至成为一名能够帮助别人走出困境的人。他的方法就是告诉大家，不要去做精神分析，你所有的童年阴影都是“狗屁”，因为你的世界观错了，只要你学会改变你的视角，重新戴上一副新的“有色眼镜”，人生所有的悲剧都会变成喜剧。

学会和你的睡眠周期对话

我曾经很长一段时间处于失眠状态，症状就是经常早醒，凌晨四五点就会醒来。我查了很多中医书，了解到人在凌晨3～5点走的是肺经，我很害怕自己的肺会生病，常年恐惧。

后来一个与我有着相同睡眠问题的朋友告诉我，他针对这个问题做了一个催眠，在催眠师的帮助下，他看到了他的前世（可能是他的想象。我并不认为所谓的“前世今生”有科学依据，但是我愿意听他的故事），发现自己的上一辈子是个和尚，每天早上4点钟都要起来做早课，他之所以这辈子每天早醒，只不过是把上辈子的习惯带到了这一世。这个解释一下子让他对生活充满了信心。

虽然我对“前世”的真实性表示怀疑，但是我朋友相信，而且他很享受这件事。可我没有被催眠的经验，也没有通过催眠看到自己的“前世”是个道士，那么我该怎么解释自己的早醒现象呢?

后来，我找到了一本书，是专门讲睡眠节律的。这本书的主要观点是人之所以有时候会提前醒来，是因为人们在睡眠当中，尤其是深度睡眠的时候，被闹钟叫醒是一件非常痛苦的事情，相信每个人都有这样的经历。那么，大脑就会有这样的一个机制，在上一个睡眠节律周期结束之后，进入新的睡眠节律周期之前醒来，其实就像火车的站点一样，为了避免在下一次深度睡眠时被闹钟叫醒的痛苦，大脑会在前一个睡眠节律周期结束的时候提前醒来。

我当年在主持《凤凰早班车》的时候，需要在每天早上5点之前起床，经常被闹钟叫醒，非常痛苦，身心焦虑，很不舒服。我突然意识到，原来我每天在4点左右醒来，是大脑对我身心的保护，目的就是为了不让自己被5点的闹钟叫醒。

于是我对自己做了一个心理学的暗示练习：闭着眼睛想象一个全息的电影投影幕，上面有一个人，代表了当年刚刚开始睡不着觉的自己。然后喊一声“停”，将画面定格在这里。这个小伙子是过去的我，他一定会非常相信现在的我，因为现在的我对他非常了解，知道他将来会发生的事情，而且足够爱他。

于是，我告诉这个画面上的小伙子：嗨，年轻人，你当时虽然很苦，但是只要再过几年，你就不需要每天早上5点起床啦！所以，请你的大脑放松这根弦，取消这个定时开关吧，你已经可以不用再那么早就醒来了！

当我做过几次这样的心理暗示练习之后，我真的不再早醒了。反而伴随着一系列奇怪的事情——我每天梦见我在凤凰卫视的工作场景，梦到了很多当时的工作细节，甚至我已经忘记了的去演播室路上的地毯颜色，都能清楚地梦到。我以为自己已经忘记了，原来在梦里面非常清楚地记得。

原来，我们的梦一直在，我们曾经记过的事情一直都在。这件事情给我带来了更深入的思考，到底睡眠在我们的生命当中意味着什么？我们该如何睡觉，如何睡得更好？

睡眠，能够唤起生命中更多记忆

有一天中午，我和吴伯凡喝酒，喝得很高兴。于是，我难得地在一个星期六的下午四点多钟，就把窗帘拉上呼呼入睡，睡得很沉。在那次睡眠当中我清楚地梦见了自己正在看电视，电视里面是一个纽约街头的小屁孩在讲俚语。关键是电视画面下方有一行字幕，清楚地打出了这个小孩儿说的英文字幕。我当时作为一个在梦中的自己，想说：哟，这哥们儿英语不错啊！关键是，我难得地也听懂了。最奇妙的是，其实很多单词是我在醒着的状态下不认识的。

这个梦我记得非常清楚。坦白地说，我确信自己并没有这样的英语水平，能够将每个单词都记得那么清楚，不光知道发音，而且记得画面中每一个单词拼出来的样子，有图有真相。我对这件事情一直很困惑，我怀疑自己当时灵魂出窍了，甚至怀疑宇宙存在着平行空间或者有若干个自己……

为此，我特意又还原了一次喝酒的场景。又拉了老吴在中午喝酒，此外还特意邀请了冯唐。之所以邀请他，是因为他第一有智慧，第二学过医。喝酒的时候，我就把这个故事讲给冯唐听，问他怎么看。冯唐说，有一种可能是这个单词你以前读过，甚至在看某个美剧的时候学过，只是你自己以为忘了，但是实际上你是会的。

如果冯唐的说法成立的话，那这件事情就会很有意思了，**有可能我们能够唤醒的记忆，或者我们能知道的东西远比自己所认为的要多得多。**

人类的记忆，能否通过睡眠来世代相传?

再进一步推演下去，就变成另外一个更有趣的话题了，这个话题是什么呢?

这之后，我采访了华大基因的CEO尹烨，他既是一位创业者，也是位科普作家。他说，根据他们对DNA的研究发现，一个人的记忆是可以通过DNA进行遗传的。

比如说那些目睹过911事件的人，他们的孩子都会莫名其妙地恐惧。他们做了很多小白鼠的实验，比如一只小白鼠受过电击的刺激，而这只小白鼠生的孩子是没有被电击过的。但是只要接近电击装置，它的孩子乃至孙辈也会产生恐惧感。而没有被电击过的小白鼠的孩子们，就没有这种恐惧感，所以他说我们的记忆有可能被刻录在DNA里面，从而被遗传下去。

这就是我所说的那个更有趣的话题：记忆能否被遗传？比如，你怎么知道你的祖先没用毛笔抄过《金刚经》呢？别的不一定抄过，《金刚经》《道德经》或者《心经》，很可能抄过，这个概率是很高的。比如，我原来就是一个完全不会写毛笔字的人，并没有练习很长时间，可是突然有一天就会写毛笔字了，而且写得似乎还可以。经过我们的观察，很多会写毛笔字的人，他写字这项技能并不是练习获得的，是一夜之间获得的。

对此我还有一个更有意思的经历，这是真实发生在我身上的。很早的时候我就认识了高山大学的创始人文厨，我们在广州相识。1999年，他拉我去打高尔夫球，所以我算是很早就开始打高尔夫球的，但一直打不好，开球都是用铁杆开的，用木杆都开不起来。结果在2015年的时候，突然有一天我在梦里梦到了自己打木杆的感觉——慢慢起杆，画了一个漂亮的弧形，然后用木杆击球出去，打了一个非常远、非常直的一号木。

第二天早上醒来之后，虽然我已经很久没有打球了，但还是赶紧找了一个朋友跟我一起去打。没想到我完全复刻了梦里打木杆的方法，从此之后我的木杆就变得很好了。也许因为我身体的内在，曾经可能有一次击过一号木，也许碰巧击过的那感觉回来了，这个感觉是如此清晰地被身体记住了，以至于我再后来就直接拥有了这项打木杆的能力。

睡觉，不仅仅是睡，更重要是醒

这一系列的故事促使了我在5年前开始做一个民间的睡眠研究机构做睡眠的专科研究，后来帮慕思去做品牌顾问，提出了“眼、耳、鼻、舌、身、意”的六根睡眠系统概念。再后来跟“喜马拉雅”合作与睡眠相关的话题，开始做与睡眠有关的《梁注庄子》《睡睡平安》，再到正安睡力铺、睡眠专科诊所，直至走到现在。

我发现，**原来睡觉这件事情不仅仅是睡，更重要的是唤醒**。

睡觉有两个功能，一个是遗忘，另一个就是唤醒。我曾经在《生命觉者》里采访过一位很有意思的先生叫陈履安。他是陈诚之子，曾在中国台湾从事教育和科技管理，退休之后，主要在台湾省内推广“觉性教育”。采访中，我问他：什么叫睡觉？他说：**我们都把睡觉这个词念错了，睡觉应该念睡觉（jué）。既是睡，又是觉（jué）**。

他说，人的修行，如果在静中打坐修十分，这个习惯呢，在动中你只能留一分！动中修十分，梦中只能留一分；在梦中修十分，死前能得一分。很多人在死之前会恐惧，这个恐惧是因为你习惯于恐惧，是因为看别人都很恐惧，也是因为我们没有过这样的经历而恐惧。

如果一个人能够在睡梦当中碰见各种各样的恶魔、做各种各样的噩梦的时候，告诉自己这只是个梦，如果他拥有将噩梦改成好梦的能力，即能够将梦里的剧情根据自己的想象变得很欢乐，那为什么不可以用自己的脑力和心力，将现实世界这个更大的梦进行一番重塑和改造呢？

这种能力是可以通过练习习得的，就像正念冥想一样。我们可以像练习肱二头肌那样，练习我们的意识。

这就是王阳明在知行合一里面最重要的一个方法，真正的知行合一是知到极处便是行，行到极处便是知，你真正不仅在道理上明白了，在全息上接受并且理解了，并且全然地构建完成了，那么在做这件事情的时候，就水到渠成了。你做没做过都是次要的，因为你所谓的“做过”，只不过是给了你一个在内在做过的经验。

这就是为什么很多人第一次做一件事情就能成功——他在内在已经构建完成了。比如李彦宏创办的第一家公司，就取得了成功。

我当年在写《相信中国》时，曾经深度采访过李彦宏先生，问他在创业之前都做过哪些事情。他说他写了本书叫《硅谷商战》。他当时在《华尔街日报》做信息管理员，工作内容就是将所有《华尔街日报》的文字录入电脑，变成数据进行存储和检索。所以他有机会看到那么多年以来《华尔街日报》上所记录的所有公司的发展过程。比如，他详细了解苹果公司是怎么发展起来的，IBM是怎么发展起来的。所以他在创办百度公司之前，已经非常清楚地知道一个IT公司需要怎么做才会成功，将来会经历哪些事情，这个过程他已经在学习中内化完成了很多次，完成自我迭代了。后来他创办了百度公司，尽管后来这家公司遭到了太多的非议，但不可否认，它仍然是一家相当成功的公司。

在这个意义上，您所看到的这本书，不是一本普通的教你睡觉的书——当然这也是很重要的，因为你睡得好觉，才能有更健康的身体，才能够更好地去迎接第二天，更好地享受生命。这是有科学方法和工具的，我们会和大家分享这些方法和工具。

更重要的是，我们必须意识到睡觉这件事情本身的价值。它是我们生命当中最重要的一种技能和习惯，用佛家的话来说，睡觉是我们证悟的最方便的法门。

认真对待睡觉，可能是你这辈子最重要的事情之一，起码是一切重要的事情之前应准备做好的事。

***TIPS*：**

舒曼频率，连接天地生命能量

"马克斯–普朗克研究所的行为生理学教授韦弗（R. Wever）做过一项研究，他在地底下建立了一个完全屏蔽磁场的地堡。然后他寻找了一些学生志愿者，并让他们生活在这个密封的地堡里长达4周。

在这4周里，韦弗教授发现，学生的昼夜生理节律偏离正常，并且遭受情绪困扰和偏头痛问题。考虑到他们年轻健康，没有严重的健康问题，并非老年人或免疫系统受损的人，不应该会有这样的状况。

韦弗接着将舒曼共振频率加入地堡的环境中，结果令人非常惊讶。短暂地接触了7.8赫兹（他所屏蔽的频率）之后，志愿者的状况稳定了下来。"

这是*The Rescue*一书中记录的案例。

如前所述，舒曼波的波长相当于地球圆周，换算成频率约8赫兹（7.8赫兹～8赫兹），正好与大脑的α波频率接近。

α波是所谓的安静时脑波，人只要闭眼处于安静状态，就会呈现出这种脑电波，人体被调成α状态时（闭眼+放松+专注）就刚好可与舒曼波共振。舒曼波是一种低频波，可穿透任何物质，包括地面上的人在内。而我们每个人都相当于一个电网路，若经常受到舒曼波激励，便可能产生谐振，等于经常在充电。

然而，人类大脑“正常”状况下产生的脑电波为14～40赫兹。这个范围值绝大部分是源于大脑左半球（理性思维），而通常情况下，大多数人的左脑比右脑发达，是掌管日常活动的中心。这也是为什么压力和焦虑成了人类的常态。

让我们假设大脑的左右半球可以在8赫兹处彼此同步，那么它们会更加和谐地共同工作并且产生最大的信息流。换句话说，8赫兹频率是我们大脑充分发挥潜力和激活控制力的关键。

由此可见，舒曼频率是使用于脑力开发中非常强大的频率，因为它与α波的低阶段和θ波的上限状态相符。除了增加颅内血流量水平之外，这一频率也与催眠、暗示、冥想以及增进人类生长激素水平有关。

舒曼频率的提出几乎可用以说明中国道家或修行者一再强调的“气”，因其对“气”的体验与陈述，与舒曼频率符合。

第一章
气不顺：呼吸对睡眠有多重要？

研究睡眠要从呼吸入手

有一年，我在江苏无锡参加了一个国际睡眠大会。

每个国家都有一个睡眠协会，而这个是全球睡眠协会的大会，学术水平很高。那次会议是我主持的，使我有机会观察与会者的反应。

我发现了一个特别有意思的现象，就是一半以上来参会的医生都是各大医院耳鼻喉科的。

我就很好奇为什么会这样。

我发现，许多人的睡眠都伴随着呼吸暂停综合征，以至于你去西医诊所做睡眠监测时，都会监测你在夜间的脑波、睡眠节律、呼吸节律还有血氧浓度之间的关系，得到这几个数据之后，就会非常精准地看到你在什么时间出现过一次呼吸暂停、血氧到了什么程度，以及你的脑波什么时候从深度睡眠里突然跳出来变为浅睡眠，甚至短暂醒来。

大部分人拿到这个数据的时候，就会非常清楚地知道：哦，原来我凌晨一两点钟睡得特别不好，老是翻来覆去的。

我们在研究睡眠的时候，就从呼吸这件事入手。

第一节
“气不顺”的三种诱因

不仅西医在研究，几乎所有的修行的法门——道家、儒家、佛家……全部都在研究呼吸。大部分人很难控制睡梦当中的呼吸，所以他们找到一种替代疗法，就是在禅定、打坐的过程当中，坐着控制呼吸。“睡”这个字，本意并不是指躺着睡。躺着睡在中文里面叫“寐”。“睡”就是“垂目”，是指坐在那里眼睑低垂的状态。

我发现几乎所有的修行法门都在研究人如何在身心放松的情况下去调整呼吸，让它深、长、匀、缓。

以前做睡眠监测，就要去医院，身上贴很多贴片。我自己也做过，在医院睡过，甚至把那些设备弄到家里面，旁边放一个像心脏起搏器一样的东西，身上贴满贴片去检测，仿佛在ICU里面的感觉。

最近几年出现了很多可穿戴或非接触式的小型设备，而且使用便捷。放在枕头下或佩戴一个指环就可以监测你的睡眠状况。一些很简单的设备已经达到医疗级的精度，可以观察到一个人睡眠呼吸的问题、连续血氧变化和睡眠节律的种种匹配关系，并发现这当中的正相关性是非常高的。于是我们就进行了一系列的拆解，有了一些有意思的发现。

"气不顺"诱因一：鼻炎

很多人的睡眠问题，是因为鼻炎。

以前我们有一个投资人，早年就挣到钱了，已经"上岸"了。按道理说他没有什么生活压力，就是把钱放在那里做定期存款，也能够活得很好。关键他还有很多爱好，喜欢打高尔夫球，喜欢旅游，人也很健康，爱情也很得意，儿子也长大了，没道理睡不好。后来我发现原来他睡不好的原因就是有鼻炎。

晚上，当他坐着的时候还尚且能够通过控制努力地呼吸，一躺下放松之后鼻炎就变得更加严重了。他常常在睡梦当中被憋醒。

如果你很想睡又不愿意醒的时候，就用梦来替代自己醒来。因为梦里一个人可以奔跑、打架、愤怒，从而令自己血流加速，以弥补因呼吸困难而导致的身体缺氧，包括大脑的缺氧。通常这种人用上呼吸机，睡眠都会改善。但问题是，一般人用上呼吸机以后，就无法停用，走到哪得带上一套。

补充材料：什么是鼻炎

鼻炎是在鼻黏膜和黏膜下组织出现充血、肿胀、渗出、增生、萎缩或者坏死。在临床上经常见到鼻塞、流鼻涕、鼻痒、阵发性喷嚏、鼻腔干燥、鼻涕当中带血等症状，还可能造成嗅觉下降，说话鼻音重、咽部不适、咳嗽等表现，晚上发作会影响睡眠状态。

鼻炎导致的呼吸问题会引起很多额外连锁反应，比如张嘴呼吸，容易龋齿、口腔变形、未经过鼻腔过滤的污染物质进入胃或呼吸道。如果呼吸代偿行为没有很好运行，还会带来一些健康问题，如果长期启动了代偿行为，比如后面会说到的长期红细胞增加，会带来相关血液问题。所以如有类似鼻炎的症状，需要早诊断早治疗。诊断和治疗逻辑，在接下来的篇章细讲。

“气不顺”诱因二：鼻涕

后来我发现除了鼻炎之外，还有很多人，是小时候有一个问题没解决导致的，这是除了鼻炎之外的第二种可能。这个问题，居然是小时候鼻涕没收拾干净。

深圳市中医院专门治疗鼻炎的高雪主任曾给我讲过一个有趣的临床观察：有很多人小的时候鼻涕没擤干净。小男孩就拖着，小女孩的常常也不知道哪里去了（你会发现拖鼻涕的小女孩很少，小男孩很多）。大部分人小时候都感冒过，父母也不懂，给孩子吃了感冒药，差不多控制了感冒症状就万事大吉了。然后就出现了一个问题：很多人的鼻涕后来就风干了，就变成了胶状乃至于固体。它附着在呼吸道的内壁上，导致我们的鼻腔变得很窄。

甚至还有一种人，躺下的时候鼻涕就往后流，流到了耳道里。因为鼻和耳道是通的，鼻涕流进耳道里，就可能发展成耳道炎。

我有个朋友，他太太就得了耳道炎，到医院，医生说要在耳膜上打孔，让脓流出来才行，因为她耳道里受压迫，很疼。我这个朋友很爱老婆，就找了各种方法，居然在成都街头找到了一位民间老医生，得到了一种药，说是滴进鼻孔之后就会流鼻涕，而那些从鼻腔到耳道里的各种痰和各种脓都会化开，顺着鼻涕流出来。

我这个朋友为了让她老婆滴，自己还先试了一下，果然很有效，他老婆滴了之后，耳朵里的脓就没有了。她的问题，其实本质是鼻涕流到后面了，也就是躺下来之后受地心引力影响，鼻涕不是往前、往下流，而是往后流。所以对于很多人，第二种原因是小的时候鼻涕没擤干净形成的固体。

这很有意思。高雪老师说，当一个人感冒、受凉，或者出现其他的一些外界因素诱导的时候，身体里面其实饱含了细菌，这些细菌需要吃一些东西，要向你身体发出一些信号。于是就开始变成流鼻涕啊，鼻塞啊，诸如此类，反复发作。

这个事情我没有较深入的研究，这不是我的临床经验。但我觉得道理是通的。高雪主任说，许多小孩子得肠胃感冒，其实都是鼻涕没擤干净导致的。

所以她曾有段时间推荐一个有意思的治疗方法，在深圳中医院很受欢迎，就是洗鼻子。用一些黄莲素的滴液，装进一个输液瓶一样的容器，然后从这个鼻孔吸进去洗，从另外一个鼻孔里往外流。开始流的是清水，突然有一下会流出很大的一坨胶质的东西，很黏稠，就像周星驰在《喜剧之王》里面抱着莫文蔚时，鼻涕流了1米多长而且直晃荡的那种晶状体。

有很多人洗了一段时间之后才会洗出来。我本来不相信，也去洗过一次，结果从左边鼻孔灌入滴液之后，右边就开始流清水了，流着流着，滴液就把里面的东西都消毒、化解，然后都冲了下来。

这时我就突然发现，呼吸时，一口气仿佛能能吸到腹部的感觉。**很多人都忘了自己一口气能吸很深的，只是常年如此就习惯了，觉得吸到嗓子眼差不多了。**这实际上是呼吸道变狭窄、变堵塞的重要原因，也是另一种形式的鼻炎。

“气不顺”诱因三：张嘴呼吸

还有很多小孩子腺样体肥大，这可能与他的咀嚼有关。我们临床发现，现在很多小孩子，不像我们小时候吃硬的食物如甘蔗之类。现在很多家长把食物切得很细给孩子吃，让孩子从小就“吃软饭”。小孩子的咀嚼肌不发达会导致一个问题——腭部到咽部的肌肉都没有力量，很容易塌陷。所以我们现在经常会听到小孩子打呼噜。

在我们小时候，哪听过小孩子打呼噜啊？现在很多小孩子都打，而且打呼噜就会做噩梦。这和很多大人是一样的，我们在后面的篇章专门会讲，打呼噜为什么会导致做噩梦。

另外有这样一个情况：很多小孩子因为呼吸不顺畅，还可能因为鼻腔里面的鼻涕没洗干净，诸如此类，这好几个原因交杂在一起，导致他们睡觉时张嘴呼吸。张嘴呼吸就会造成另一个问题：吸进去的空气更脏一些，因为口腔不像鼻腔有个过滤的体系，这样就产生了更多的痰。

所以很多小孩子居然像老年人一样早上起来有很多痰，我们睡眠诊所经常接诊这样的小孩子。而且张嘴呼吸还会出现一个问题，牙齿会往外长。嘴巴张开，牙齿外翻，慢慢腭形就会改变。

日本人就发明了一种小东西，它是个小胶布，睡觉的时候贴住嘴巴，逼迫孩子用鼻子呼吸。

广州有位大夫，观察到小孩子容易出现这个情况。他的治疗方法很简单，就是不断给小孩子做咽部、颈部按摩，加强血液循环。这其实是个被动的运动，就跟我们训练肱二头肌是一样的。他还教你转头、转脖子、呼吸、咬牙之类的方法，总之让你的腭部和咽部的肌肉变得更有力量。这样的话它就不至于塌陷，就可以呼吸顺畅。

还有种人是由于以前肺部着凉导致的肺炎；另一些人，是因为血黏度过高，使心肺部分像下水道一样堵塞住了，导致呼吸不顺畅。

我们都知道呼吸动作的机制：参与呼吸的肌肉主要有肋间肌和膈肌，它们能够使胸腔扩大或缩小。当肋间肌和膈肌收缩时，胸腔体积增大，肺随之扩张，外界空气通过呼吸道进入肺，完成吸气。相反，当这两种肌肉舒张时，胸腔体积缩小，肺随之回缩，肺内气体通过呼吸道排出体外，完成呼气。

通过呼吸运动，我们的肺就实现了与外界环境的气体交换，使肺泡内的气体不断地得到更新。而那种比较用力的呼吸，比如运动之后的剧烈呼吸，就需要调动一些肌肉作为辅助。

所以很多人随着年龄渐长，肌肉变松弛了以后，吸气的能力也变弱了。以前可以有力地把空气吸到自己肺里面，哪怕有点堵塞，他的吸力还够，还能把足够的气吸进肺部。随着肌肉的松弛，再加上堵塞更严重了，他就越来越呼吸不好，于是就导致了“气不顺”。

第二节
“气不顺”怎么调？

呼吸机：并不完美的解决方案

我在国内、日本和美国考察过很多专业的睡眠机构，发现他们对于呼吸暂停综合征只有一个办法，使用睡眠呼吸机。

有一次我回我的母校中欧国际工商学院分享这个内容，我们一个校友请来了一位哈佛大学的老师，号称是全球最顶尖的睡眠专家。我问他：你们治疗呼吸暂停综合征的方法是什么？他说主要就是呼吸机。

我说你们已经是这么专业的机构了，难道就只有呼吸机一个方法吗？呼吸机会变成一个问题吗？它会上瘾吗？有很多人呼吸不好，就会戴呼吸机，出差的时候也戴着。你平常就戴着，万一有一天呼吸机停电了怎么办呢？干燥怎么办？

我试戴了几次不同的呼吸机，发现都很难受。因为它是不断向你吹气，虽然有水补充，仍然很干。我们的呼吸是有节律的，而它没有。所以刚开始戴呼吸机的时候很不舒服。

我就在想，为什么造一个可以伴随呼吸节律的呼吸机很难呢？那位老师说这太困难了，因为每个人的呼吸节律不一样，而且同一个人在不同时间也不一样。首先要检测你的呼吸频率，然后你在呼气的时候它给你吹气，你在吸气的时候它做出调整便于你出气，看似简单，实际需要很细腻的人机配合，越贵的呼吸机这方面就会做得越好，所要付出的成本就更高。

呼吸机中用于雾化的水，有些人不注重清理，水中的杂质进入呼吸道和肺部，从而形成了新的问题。所以本来呼吸暂停不严重且不想麻烦的我，后来就放弃了戴呼吸机这个想法。

日本人的解决方案：日抛式呼吸软管

我们又到日本去找他们的办法，发现日本人真聪明，有家日本公司居然发明了日抛式呼吸软管，这个玩意儿很厉害，完美地解决了鼻腔堵塞的问题。撕开包装，里面是个很软的胶质管状物，外面裹了些润滑液，他们说这是身体各部位都可以用，一次性的。

把这个东西拆出来之后，顺着鼻腔拍进去，可以一直插到底部，把你塌陷的肉给顶开。因为它本身是根管子，所以也不会堵塞。如果你能接受的话，它就变成一个类似日抛型隐形眼镜的东西了。

他们的定价，大概是人民币39元一天。他们说这个定价与成本无关，跟人们能接受的心理对标物有关。能接受日抛一片隐形眼镜，就能接受日抛这样的一根软管。有一次我感冒鼻塞了，就拿那个一拍，瞬间通畅，呼吸一下就正常了。

呼吸枕：更好、更环保的方法

还有一个可用的工具，叫作“呼吸枕”。这款枕头的特点是，当它监测到你将要打鼾，就会给你一个轻轻的震动。就像某些人打鼾时，老婆就会踢一下他，让他侧着睡。被老婆踢一踢，侧过身子，不就不打鼾了吗？这个枕头会在你打鼾之前，轻轻地震动一下。

还没打鼾，就叫“喜怒哀乐之未发谓之中，发而皆中节谓之和”。鼾还没打出来，马上轻轻地触碰一下，让你在不至于被唤醒的情况下得到一个提示，你翻了个身，就不打了。等于把你的鼾打断，把一个大鼾击碎成若干小鼾，不至于影响你的睡眠。

我的一个学生，在阿里巴巴工作，是科技实力派，买了两个呼吸枕以后，觉得太有用了，又买了十几个送给她的亲友。这个方法比那个拍到鼻腔里的软管环保，起码不用日抛，也没有插到深喉里的那种不适感。但是如果你已经是睡得很浅的人，就不太合适了，容易被唤醒，最好先做睡眠体检，把睡眠浅的问题找到，再看是否有必要用这个方案改善呼吸问题。

针灸及穴位按摩：搞定你的黑眼圈

还有一个方法，就是中医针灸的方法。有位黄姓老师，他以前以为自己睡得很好，总是一碰到枕头就睡着了，但是打鼾打得很响。同事们和他一起出差住宿，都说他很吵。所以他睡眠质量并不高，以至于他经常在公共汽车上站着都能睡着，眼圈也一直很黑。

测试之后发现他睡眠质量并不像他想象的那么好，他自己也意识到了，就给自己录了音，录了一晚上的鼾声。

后来他就自己给自己扎针。在自己手上找各种穴位，他翻了很多古书，找到了阴陵泉、丰隆、中脘、天枢、迎香、印堂等穴位，扎完之后很少再打鼾了。通过针灸的方法治好了打鼾之后，他的黑眼圈也逐渐没有了，变得白白亮亮的。

他的针法非常厉害，经常有些IT界的大佬，也是我们的客户，在深夜突然搞不定了，给我打电话，我们就请同事思思和黄老师出征了。

有的时候人家不愿意扎针，我们就用手指点按穴位的方法，也能治疗很多的疾病。

第三节
睡眠节律周期杀手：呼吸暂停

呼吸暂停：一个普遍而严重的问题

关于呼吸暂停导致的睡眠问题，其实是可以去做一份检查的。我们发现许多人都不知道自己打鼾，尤其很多女性，她以为她没有打鼾，其实只是她力量不够，鼾声比较小，但是它仍然阻隔了顺畅的呼吸。打鼾最大的问题是什么？它会导致血氧含量迅速降低，当一个人的血氧含量低到了一定程度的时候，他的整个睡眠节律就被打破了。

有些人一晚上呼吸最多可能有上千次暂停。保守点说，很多人一晚上有三四百次的呼吸暂停，也就是说，你的整个一场觉被三四百次打断，这是很恐怖的一件事。

所以在梦里面就会出现各种痛苦，于是就睡得不好，而且会早醒，为什么醒？本质上来说，就是憋气憋到血氧含量低于88%的时候(不同设备有不同数值标注)，大脑就已经开始缺氧，于是大脑就提醒你：赶紧醒来，老乡醒醒！

醒了，然后再去睡。很多人常年这样，睡眠不好，就有了黑眼圈。并且他的呼吸没有按照自己的节奏，也导致心脏在收缩的过程当中心律紊乱，就出现高血压，早搏，甚至房颤、室颤的情况，我们在临床中发现了很多这样的情况。

所以我并不认为只有中医是好的，西医有很多方法可以帮我们看见这些问题，并将之量化地呈现。

中医有更多的解决方案

但是西医能够提供的解决方法实在是太少了。除了呼吸机和那个不知道算不算西医的软管之外，真的没有别的方法。但中医通过健脾的方法，比如有一张方子叫人参归脾丸，起到益气补血，健脾养心的作用。可用于心脾两虚、气血不足所致的失眠。它实际上是通过补气和加强肌肉的力量（脾主肌肉），对脾的运化进行调整。加强整个呼吸的力量感，帮助改善呼吸状况。

中医也可以透过祛胸中痰，让整个呼吸通畅起来。比如有个方子叫小陷胸汤，有黄连、半夏、瓜蒌三味药。痰如果结在胸中，靠咳是咳不出来的。而黄连这种东西清热泻火，好比一股清凉之气，注入胶结的痰里稀释一下；半夏则是燥湿化痰，把痰往下行通道牵引；瓜蒌呢，可以去胸腔的痰饮和瘀血，像一把扫把，一把一把扫清这股痰热。一个清凉，一个下拉，一个扫荡，化痰泻热，宽胸散结，这么一番操作下来，胸中自然就畅快了。

很多朋友睡眠不好的时候，会找到我。比如，有一位朋友，他的睡眠问题可能也与肌肉和气不足有关，我们的大夫就建议他吃人参归脾丸，这是非处方中成药，每个中药店都能买到。后来他告诉我，他的睡眠改善了。但是坦白地说，比起买成药，最好自己找方子去熬。为什么呢？我试过用我们自己进的药做归脾丸，发现成本比市面上买的药贵很多。

这说明什么？其他成本都不算的话，我们光是药材成本都比成药贵，那就得出一个结论：药材的品质差很多。事实上，绝大部分中成药不会给你用最好的药材。因为现在好一点的中药，价格其实是很贵的，就像好的藏红花、三七，差别几十倍上百倍都有。

如果你要对自己稍微好一点，最好是按这个古方自己去做。当然还有辨证施治，中医除了中药治疗之外，还有很多其他的调整鼾症的方法。

治疗“气不顺”的不二法门：别让你这口气咽不下去

有一本书叫《疾病的隐喻》。这本书很有意思，说基本上很多疾病也与人的心智模式有关，有某种性格的人，可能有更高概率得相应的疾病。其实这个事情很简单：不爱晒太阳的人，大概率情况下会得忧郁症；得忧郁症的人，大概率上更容易对世界充满负面想象；充满负面想象的人就更容易忧郁，忧郁就更睡不着觉；睡不着觉更容易忧郁……就会形成恶性循环。

“你觉得自己活得太辛苦，实际上，你可能只是睡得不好。”这是我经常对来找我看失眠的人说的一句话。我会推荐酸枣仁汤，失眠初期用它屡试不爽。酸枣仁是酸枣的种子，种子蕴含着植物生命开始的力量，所以酸枣仁是难得的营养性安神药，养心阴、益肝血、安神，广泛用于多种心神不安导致的失眠，是治失眠的特效药。酸枣仁汤是通过调节整体功能来达到改善睡眠状态的，强调的是睡眠的质量而不单单是睡眠的长度。

酸枣仁味甘、酸，性平，归心、肝、胆经，可养心、益肝、安神，为君药；茯苓宁心安神，知母苦寒质润、滋阴清热，尤宜于阴虚火旺的虚烦失眠，共为臣药；川芎归肝、胆经，调肝血而疏肝气，调畅气机，与君药相配；甘草生用，和中缓急，调和诸药，一者与茯苓相伍可健脾和中，二者与酸枣仁酸甘合化以养肝阴，为使药。诸药相伍，共奏养血安神、清热除烦之功，可使阴血得补，心神得养，虚热得清，虚烦不眠、心悸等症可除。

一样的道理，我们说呼吸这个问题，其实本质上来说是“气不顺”。气不顺，从心理学的角度上来说，也预示着一种更深层次的原因。什么叫气不顺？气不顺，就是“这口气我咽不下”。这话说起来好像是个俗语，是个心理学问题，其实在身心两方面，有各自的注解方式。

为什么这个事别人能接受，你就不能接受？还是因为“分别心”——当我们习惯把事情分为“好的坏的”“善的恶的”的时候，就很习惯对自己认为坏的事产生嗔恨心，身体也就同时作出相应的反应。其实很多事换个角度也不一定是坏事。芒格曾经用一位西方人的话说，衰老也不一定是很坏的事，起码得性病的概率大大减少了。

比如说股票你亏了30%，你觉得可以接受；房子亏30%你就要去闹事，就不能接受。既然都是投资，为什么会有这样的差别呢？

再举个典型的例子：一滴水从眼睛里面流出来，你认为它是眼泪，是很值得同情的。假如是一位美女流泪，或许你会不介意提供自己的肩膀甚至胸膛，但因为泪腺和鼻腔这个地方是连通的，美女忍住了眼泪，结果流出了鼻涕，你还会有提供自己肩膀的冲动吗？这说明我们有分别心。

中医从实际的身体层面去解决气不顺的问题。逍遥散出自《太平惠民和剂局方》，这个方子的名字源自《庄子》“逍遥于天地之间而心意自得”的记载。概括来说，逍遥散就是疏肝、养肝的方子。这太适合现代人了，“人生不如意事常八九”，它专治各种感受刺激之后的“肝郁”和“肝气旺”。

肝属木，养肝就好像栽树。柴胡、薄荷，是疏肝解郁，好比给栽树提供风和日丽、天朗气清的环境；当归、白芍养血，滋肝阴，好比给树浇水施肥。白术、茯苓、甘草健脾，好比给树培土，土壤好，树能吸收更多的营养，气血化生也有了着落。这棵树就栽好了。

气不顺的原因，在于我们内在的价值观有分别心，所以我们会认为这个事情是好事，那个事情不是好事。实际上，这个世界上哪有那么多好事和坏事？都是我们世界观的问题。如何构建无分别心？这是在佛家里面，在“究竟地”和“非究竟地”里面讲到的，“究竟地”里面世界是无好无坏、不生不灭、没有差别的。

这是我们解决睡眠终极心理问题的唯一方法，这叫不二。去除分别心叫不二，也叫合一。

第二章
胃不安：其实都是菌群在抗议

第一节
胃是什么？

中医所说的胃，是系统而非器官

我们翻译英文中"stomach"这个单词的时候，用了"胃"这个字。但其实很牵强，或者说做了某种程度上的扭曲。因为中国人在"胃"这个词创制时，不完全是指这坨有空腔的肉。它指的是人的运化功能，整个分解食物的体系，这坨肉以及相关的肌理，及这个能力。这是个概念的集合，是个系统名词。后来对应成了"stomach"。

另一个典型就是"心"，尤其是在中医里面讲的心，它不单指"heart"，而是指心的功能，心还调整着身体气血分布的节奏。以前没办法用很精准的字词去形容这种物质，也就是说无法在物质层面上进行解释。所以后来当我们说"心主神明""心向往之"，其实也都不是在物质层面上讲"心"。西方也类似，如"listen to your heart"，它其实也有两层意思，但是在西方，也只有"heart"这个词，双重意义比较明显。

中医里，心、肝、脾、肺、肾都是情绪、态度、功能、生态的概念集合。

中医提到胃，更多的时候指的是人把食物分解、传递、吸收、排出的整个过程，以及相对应的所有功能、信号传递和环境变化。当一个食物进入口腔的时候，这个旅程就已经开始了。

消化开始于食物入口之前

为什么吃东西一定要反复咀嚼呢？我们都知道：因为唾液酶已经开始参与分解了。看过《舌尖上的中国》和《风味人间》的人，都知道悠长的人类历史中，人类普遍发现：这个分解过程开始得太晚了。那么，人类做了一件什么事情呢？叫“再前置”。

比如说把一块豆腐吃进嘴之前，人类就开始“消化”它了，如把它做成腐乳；牛奶也被前置分解了，产物叫作酸奶；把茶前置分解后，叫普洱。

我看《风味人间》里面，把鱼连骨头带血、海水、鱼鳞，全部闷在缸子里分解，经过若干年之后就制成了鱼露，那是很鲜的。高级的料理不仅仅用盐，很多顶尖的餐厅，都用类似鱼露这样的东西来调味。在越南米粉里，也常常会看到这种调味料。把面粉前置分解之后叫面酱，就可以帮助我们在吃北京烤鸭的时候进行混合，吃烤鸭时搭配面酱，其实本质上来说也是这样。

人们发现，肉、蛋、奶、茶……几乎什么都可以进行前置发酵。

豆分解后叫纳豆，日本人爱吃纳豆，有助于消化。醋也是，酒也是，酱油也是。酱油分成两种：一种是真正用豆酿出来的，那叫酿制酱油；还有一种叫配方酱油，就是把盐等各种东西放在一起，其实是味精水。

酒也是。为什么茅台好喝？是因为它们真的是食物发酵、酿造出来的。工业化之后，就出现了酒精兑水做成的白酒，这些白酒对人伤害很大——它不再是大自然进入你的胃的媒介。

在韩国，常见到餐厅里写着“身土不二”，本质上在说你是不是能够让你的消化系统与自然界的消化系统形成一体，如果能的话，天地就将为你所用。

你的身体和你所在的环境，是一个巨大的菌群生态系统

所以刚开始吃的时候，你选的食物已经给你出了“是否会被你消化”这道考题。食物经过口腔进行咀嚼，一方面通过牙齿的碾压撕扯，让食物分解成更小的颗粒单位，让食物更便于在消化道中进行糅合。更重要的是，咀嚼的过程中加入了唾液酶的搅拌。

唾液是种很神奇的东西，是菌群的前置。一只金丝燕用唾液筑的巢叫作燕窝，理论上来说，我们每个人都自带“人窝”。用尹烨先生的话来说，两个人接吻一次，就交换一次菌群，然后两个人的菌群就合成了。所以，交换菌群是达到爱的巅峰体验很重要的前奏。**看两口子还能不能长久，就看他们还有没有接吻的习惯。**

我常常见到有些长者晚上把假牙摘下来放在床前的杯子里，就

有一种想象他们接吻的场景的冲动。

后来有一次，我和老吴（吴伯凡老师）讨论过一个问题，为什么有些渣男能搞定很好的女孩呢，可能就是早年他们的菌群交换过，这个女孩后来喜欢他，其实不是因为道理和逻辑上在喜欢他，只是内在的菌群向往他，向往再和他的菌群连接的过程。

韩国人那句“身土不二”，其实是从中国传过去的，什么叫“身土不二”呢？就是你的身体和你所在的环境，其实是个巨大的菌群生态系统，我们和食物的关系也是这样，这整个其实是一个巨大的网。**一方水土养一方人，也养了一方菌。**这也解释了为什么你小时候妈妈做的饭，会让你终身都有一种强烈的、没道理的爱，虽然也许别人觉得很难吃。

有一个动画片叫《料理鼠天王》（或译《美食总动员》），里面的小老鼠是一个厉害的料理天王，要去搞定一个非常权威的食评家。这个食评家是评米其林餐厅的，不但下巴尖瘦，人也尖酸刻薄。料理鼠天王最后做的那道料理，就是透过对食评家童年的观察，做了一道他童年时爱吃的普罗旺斯炖菜，于是剧情彻底反转，食评家的眼睛饱含热泪，完全被征服了。

我为什么要花这么长的段落讲这件事情呢？因为它是人类真正幸福快乐的重要源泉。我每次回广州必须吃一口“银记肠粉”，因为它的总店就在我小时候住的文昌路的巷口。所以对我来说，只有吃了它，我才确认自己回到了广州，才确认这次广州之行没有白费，才在生理和心理上完成了回家这件事。

我们的菌群包括消化酶构成了一个巨大的生态系统，这也解释了为什么茅台很难在其他地方酿成。很多人都说直接从茅台镇取水，把茅台镇的窖泥、老员工都带到别的地方，能不能酿出茅台来呢？酿不出来。无数行政和经济的驱动力都想做却做不出来，原因就是，缺少弥漫在整个生产空间里所有的菌群对它的影响（有人说这是骗局，但我们翻开茅台的历史，发现我们真的没有办法在别的地方酿出这款暴利白酒）。

消化系统也分“地域”

当我们咀嚼的时候，唾液酶已经开始对食物进行分解了，除了在生化层面上进行分解，有可能通过生化反应对神经也进行了某些传递。这不需要非常严格的学理证明，只需要通过每个人的体验，就可以很清楚地知道。

你对食物的爱，不仅仅是对能量和蛋白质的需求，实际上它唤醒了你很多的交感神经和副交感神经，以及有意识和无意识的安全感和幸福感。

食物就从口腔开始，随着吞咽的动作，顺着口腔，顺着食管，一步一步进入我们的胃。胃其实只是对食物进行一次初加工，主要是把食物进行研磨。

我们都知道胃有两个口——进口和出口，这两个口还有个功能：就像阀门一样，摄入多少空气是有机制的，就和下水管道一样。地漏要是坏了就总是反味，而反味只是一个表象，它其实是你摄入的水、空气、食物的配比方式错了。食物顺着食管进入胃之后，被胃酸分解，添加各种酵素，混拌。

从胃出来开始进入肠道。肠道分成很多段，包括小肠和大肠，还有十二指肠，各种结肠、直肠等，肠道和我们的消化系统密切相关，但是其实肠道和我们的情绪、我们的精神状态也是密不可分的。

尹烨在接受采访的时候举了一个例子，哪怕是河水流下来的过程当中，因为河段不一样，也有不同的菌群、味道。历史上有一个著名的故事，王安石请苏东坡去取长江中峡的水，结果苏东坡在船上喝醉了，醒来时船已经到下峡了，于是他赶紧取了下峡的水给王安石。王安石拿这水煮了阳羡茶之后，脸色一变，发现给的水不对。连水都有这样的差别，为什么呢？

取类比象，治中焦病，要用中焦的水；治下焦病，要用下焦的水。很多人觉得听起来简单，像典型的骗子的口径，但实际上我们的身体和整个中国地形有相似性，很有意思。

比如说长江上游，滩涂林立，有很多石块，所以水就很清冽。以前没有那么多水坝的时候，水经过巨大的落差下来被石头撞击，流速很快，所以长江上游的水，分子团比较小，它周边的植被、土壤、矿物质，就给了它类似的“气”。长江中游相对开阔，混杂了很多其他水系的水，我们将中段的这种特征称为“中段之气”。下游临近入海口了，江面越来越宽，直到长江入海口时就已经很宽了，甚至有一段你都很难分得清是江还是海，称得上水天一色。有时随着潮汐的变化，海水还会倒涨。长江下游、中游、上游的动物也不一样。这非常复杂，以至于我们无法穷举它们的差异。

古人认为人体肠道的上、中、下段也有类似的情况，具体不一定是一一对应，但这三段肯定也是不同的。我们可以说压力不同、物质不同、相关菌群不同、水的代谢程度不同，甚至温度都有可能不同。温度不同就导致了许许多多变化的不同。中学学过化学的人都知道，压力和温度不同会导致生化结构和生化作用完全不同。有些菌群在这一段特别容易滋生，在另一段就不易滋生。

我有位美女合伙人叶蓁，早年在华西医科大学（现四川大学华西医学中心）学习、做实验时，发现可以设计不同的胶囊，在肠道的不同位置溶解，从而精准地对不同肠道段落给药，这说明肠道菌群的确分段不同，而这些菌群在不停地产生不同的物质能量和信息。

有句玩笑话说，站在某个维度来看，人就是一个移动化粪池。食物从进入口腔开始一直被不停地分解，不停地消化。我们每天高高兴兴地跑来跑去，以为自己是一个有智慧的高级生物，但是在肠道菌群的眼里你不过是它的发酵罐而已。

关键是，不仅中医有这样的看法，现在西方生理学发现了，我们一天当中激素分泌的水平和酶的工作时间也是有节奏周期的，有些酶就只在上午工作，有些只在中午工作。整个消化菌群在白天工作是比较兴奋的，在夜晚工作就没那么兴奋。就像大部分动物白天会醒，晚上会睡，植物白天进行光合作用一样。

有一本书叫《自然的法则》，里面讲原来我们的身体里同样活着一个巨大的森林，这森林里有植物，有动物，有细菌和阳光，有空气也有水，而且这些东西之间有很隐秘的信息交流。

有一个故事说，有个小孩子在滩涂上看到一只蟹在爬向海，想帮它，就把这只蟹拿起来扔到了海里，一扔进去就有好多蟹从泥里面出来开始往海里爬，这时候一群海鸥来把这些蟹给吃了。

原来蟹群作为一个整体是有一个生命规则的，如果没有这个小孩子去帮它，蟹群会派一只或几只蟹出去，如果顺利地爬过去，而天空没有出现很多鸟，那么其他的蟹才大规模地爬出来。一个小孩子像上帝一样用他的方法帮助了这只蟹之后，其实是破坏了整个蟹群的生态，是做了一件很糟糕的坏事。

我们的身体里有许多微生物和菌群，它们参与了极其复杂的过程，对各种食物做了三件事情：

第一，研磨分解，把食物从固体变成了液体和最精微的状态体。

第二，顺着肠道，进行了不同程度的吸收，把不同的食物吸收完了。

第三，实在不能吸收完的就把水控干，然后盘活，最后通过渥堆产生热——在肠道里，排泄物的温度还能为肠道所用，然后再把它排出体外，这是一个完整的过程。肠道菌群的代谢产物可以相对轻松地进入我们的循环系统，从而抵达我们身体的几乎每个地方。

讲这么多便便的故事，其实是为了说明一个很重要的睡不好觉的原因——胃不和。

第二节
“卧不安”可能是因为“胃不和”

“胃不和则卧不安”

《黄帝内经》有句话叫“胃不和则卧不安”，微言大义。

对的食物在对的时间以对的方式进入了身体，在身体里面以对的压力、对的水分和空气配比，通过对的运转流程，以对的方式被吸收进来，并且还有一些身体里交换出来的垃圾再分解回去，然后以对的方式在对的时间排出。这一系列所有的“对”加在一起，中国古人用了一个字来形容——“和”。

在古文里，整个消化系统叫“胃”。肠道上有许许多多的交感神经和副交感神经丛，经过长年的训练，已经和大脑以及全身许多其他的生化机制形成了非常密集的连接。我们所知道的肠道菌群的对于代谢的神奇功能，也可能是由于它们作用在我们大脑当中而发起的。但这些菌群并不是我们想象的那样尽忠守职，也不是永远聪明，比如说，当它过量或形成变态状态的时候，就会喜欢一些奇怪的东西。

胃不和与先天及后天菌群有关

喝咖啡的人，刚开始喝并不觉得咖啡有多好喝，极品咖啡对于普通人来说其实很糟，可能因为有种特殊的苦涩，甚至高级的咖啡师会享受不同种类咖啡的酸味。辣椒也一样，它除了对我们的口腔有刺激外，对整个食管都是有影响的。姜也是。所以一切上瘾的东西开始都让你不爽，后来就让你很爽。

人就是很奇怪，不喜欢的东西让它反复来，于是你就要生成一种与它对接的机制，能让自己身体觉得好一点。时间长了之后，就形成了习惯，类似佛家讲的业力。习惯了之后，内在的不对就多了，不对多了之后，就形成了需要。你不给它，它反而会不断向你发出呼唤，于是就成了瘾。

身体里的有些菌群是天生就有的，有以下两个来源。第一个是妈妈在吃食物的时候，胚胎透过母亲的血液还有子宫的脐带，与母亲建立了连接，也就是在“出厂”前已经形成了和母亲同一套体系的菌群。母亲将自身菌群的一部分纵向地传递给了自己的宝宝，正所谓“传家宝”——传“家宝”。所以小孩出生时很认母乳，母乳里的所有东西都是小孩早就习惯的，跟小孩的菌群匹配。

另外，顺产时母亲产道里的细菌对小孩也是有影响的，不是顺产的没有这个影响，所以非顺产的小孩免疫性要差一些。自然顺产的婴儿，可以获得妈妈产道里面的菌群，主要是有益的乳酸杆菌。而通过剖宫产出生的婴儿，获得的是类似于皮肤表面微生物组的菌群，这些菌群主要是潜在有害的多余的葡萄球菌。

乳酸杆菌有什么好处呢？它可以创造一个弱酸性的环境，可以抑制有害细菌的生长。乳酸杆菌还能分解乳糖，产生有助于宝宝大脑和神经系统发育的半乳糖，这样宝宝就能从妈妈奶水中的乳糖里获取有益成分。

肠道菌群决定了你的情绪反应模式和欲望

中国有位非常有意思的肠道菌群研究学者——张成岗老师，他发展出了一套完整体系的“菌心学说”。他说，“心”指的不是头脑，而是肠道里的细菌，它们作为整体，决定了你的情绪反应模式和欲望。

如果用它来看儒家和佛家中许多学说——心在哪里，心是什么——心就是情绪反应，价值判断，是与非，快乐与悲伤的分野。而且这个过程不只包括大脑受教育所形成的价值判断，也与肠道菌群的反应密切相关，从上面的嘴到下面的肛门，这根管子，还连接了很多东西，比如肝分泌的胆汁，脾等每一个脏器释放出来的种种酶、激素。这很像是一条菌群生态之河，有上游、中游和下游，食物在里面流动。

生活中很多有胃病的人喜欢趴着睡觉，晚上吃了太多食物不消化很容易睡不着（我们会在其他章节讨论为什么中午吃得过饱会很困）。“胃不和则卧不安”，食物在各个环节如果不对的话，都会带来对相应神经丛的影响，而很多神经丛又和情绪、意识有关。

白天有很多要做的事，要完成PPT、赶飞机、开会、讲话、看电影，所有这些外在的东西都会让这些细菌释放的信号变弱，因为信号被噪声掩盖了。

到了晚上，这些干扰都没有了，内在的信号就开始变得强烈起来，各种信号就被释放出来，以唤起你的注意。但是它不会说一个一个汉字，也不会形成逻辑语言，它释放出来的信号会对应一种种情绪，影响你的脑波和身体运作，甚至会变成你梦里的欲望。

说到此处，我想和大家分享张成岗教授做的科学实验，他曾研究过如何让解放军战士三天不吃饭也能打仗。以前的解放军战士要吃压缩饼干才能饱，后来他发现这样也不是很管用。

张教授发现，我们一两天不吃饭是不会没有力气的，尤其是营养过剩的人。就像《人类简史》的作者尤瓦尔·赫拉利所说，当今世界每一天被撑死的人比被饿死的人多多了。

很多时候你到了一定时间想吃东西了，其实是细菌想要吃，它吃得不多，但是为了推动你吃，肠道里就会产生各种信号，让你产生很想吃东西的欲望，馋了，就想吃了。如果夜里这些信号通过肠—脑神经传递，可能会带来一系列睡眠中的反应。

多饿几天你就会发现，每一次饿，想吃的东西都不一样。饿第一顿时你想吃的东西，和连续饿五天你想吃的东西就不一样。

有一次我们做辟谷，让大家列出最想吃的东西，我赫然发现，原来我平常口口声声说爱吃的肥肠、火锅没有列在前面，真正写的时候，排名前几位的居然是白切鸡、肠粉、牛河。那时候我才意识到原来我的身体里面住着一个广东人，我一直以为自己是个四川人，却不料广东人的基因那么强大。

挨饿的每一天，晚上做的梦也不一样，层次也不一样。当我们辟谷时，血液里的糖先被调动，正常成人空腹血糖浓度低于2.8mmol/L、糖尿病患者血糖浓度低于3.9mmol/L的时候称为低血糖，低到一定程度身体就会有应激反应，把脂肪调动出来分解，转换成能量。不同类型的“垃圾”开始被分解（“垃圾”是身体里的脂肪等的统称），特定类型的“垃圾”在分解、燃烧、释放热量的过程中，对应着不同的信息。

食物消化的过程会影响你的睡眠质量

关于消化，大致有两种情况。第一种，不论食物好坏，总体过量。有经验的人都会发现，宿便没排干净，睡眠是不好的，排干净了很容易就睡好了。有句俗话说“要想不死，肠中无屎”，怀揣一肚子的宿便去睡觉，会受到各种各样的影响。不管好的坏的，堆在那里多了，渥堆发酵就形成热。

看过普洱茶制作过程的人知道，渥堆发酵的茶是很热的，就是一个沼气池。小孩子发热，很多是因为积食，那些渥堆发酵形成的热会在身体里到处窜，造成各种不安。所以要退热，要想办法让小孩子排便。

第二种，是过于空，或者说没有达到肠胃的需要，菌群没有得到满足。有烟酒癖好的人，没有睡好觉，原因不是真饿，是需要“喂一口”了。所以我有时候实在睡不着觉就起来抽根烟或者喝杯酒，有些人是需要吃一碗泡面。年轻时在宿舍，晚上要吃劣质火腿肠，好的还达不到效果，一定要勾兑了面粉、肉味的味精的劣质火腿肠。

那种有特殊癖好的人很容易陷入失眠，原因就是他们肠道里的特殊分子得不到满足，就会发信号，刺激肠道里跟消化有关的神经，让你错以为是饿。**有经验的美食公众号都是在深夜发美食图片的，你以为是拉仇恨，其实是因为他们深知，那时候肠道里的各种菌群活跃起来了。**

轻断食：肠道清空的人睡眠质量会明显改善

轻断食指一天只吃一顿，或吃三分饱，或一周有一天不吃。结合道家很多心法、做法、呼吸空气的方法叫作辟谷。**断食和辟谷完全是两回事。**辟谷并不是不吃，而是吃独特的东西，比如道家有些人是吃黄精（一种植物根茎），或者服食一些松针，还会吃一些补气的药。我辟谷时吃的就是人参归脾丸、黄精、金匮肾气丸等，中医补气还用藏红花加黄芪，根据不同人的体质分型。

我们当时做的辟谷是和一个从华大基因出来的专业团队合作的。他们每天都要检测血糖、血脂、体重比，以及气、便、尿，对我们定制化地进行能量补充，否则很容易把人饿出病。

一般辟谷三天就有很大改变。辟谷之前会吃一些益生菌来清除肠胃垃圾，那些会给你发出奇怪指令的菌类“坏分子”也被排出去了，反而更不容易饿。

“胃不和则卧不安”有很多种可能性，第一种是吃多了，第二种是因为成瘾性原因导致的特殊分子，第三种是为了刺激更多的血到肠道里参与消化。

因为晚上食物吃得过多要消化，血液不能去到应该去的地方。在人体中，如果晚上血液不参与消化，应该是有别的事情要做的，类似于身体的“研发预算”。可是由于你晚上吃得不对，导致不得不占用预算。这些血液就不能去其他地方，继而形成恶性循环。

如果血应该去肝而没有去，肝应该对它做的事没有做，那么第二天身体功能就变得更糟糕。晚上该去脑部的血没去，就会导致脑出血、阿尔茨海默病等疾病。

再有，人的消化系统和心脏是受迷走神经支配的。迷走神经有多个分支，其中也包括在消化系统中游走的神经，这种神经一兴奋起来，胃和肠道的蠕动就增强了，但这时候心脏的反应则恰恰相反——心率变慢了，严重的话甚至会心脏停搏。迷走神经兴奋时，冠状动脉是会收缩的，这样就引起了心肌的供血不足。吃太多，迷走神经就会兴奋，继而给心脏造成很大压力。所以，心功能不太强健的人，在饮食上要特别注意少食多餐。

另外，饱餐后胃体膨胀，横膈上移压挤心脏，从而也影响了功能不全的心脏的舒缩功能，所以心功能不全的患者不应饱餐。有高血压、胆囊炎等疾病者，也不应饱餐。

此外，还有一种假设：帕金森病可能最先是由肠道菌群紊乱所致。帕金森病患者，早期会出现肠道炎症和功能异常，比如便秘、腹泻等，他的粪便、黏膜相关的肠道菌群与健康人不同。

所以说，血液在身体里扮演非常重要的角色，带来应该带来的，带走应该带走的。如果晚上因为消化食物而消耗了大量气血，其他地方就不够了。

就像一个公司，如果大量的预算用在研发上，人力资源和市场上的预算不足，或者是大量预算用在营销上而没有注重产品研发，都会导致公司最后的衰败。

做梦就是满足你想做又做不到的

身体的血液还有集中的特点。相对来说，血液会在某个时间集中地做一件事，就像公司有一笔流动资金预算集中做一件事是一样的。

晚上睡觉时，如果某些菌群过多，或者某些独特的菌群没有被满足，都会产生不和的情况。这种“不和”的状态会在肠道里释放各种信号，对交感神经和副交感神经施加影响，以各种方式反射到大脑，结合白天的记忆、睡觉的温度和周围的声音，在大脑里形成几种信号的叠加，这就是梦的源泉。

这就是为什么一个人晚上憋着尿睡觉，梦里就会出现到处找厕所，好不容易找到了还会出现电灯开关找不着、门打不开、马桶盖掀不开等各种情况。其实就是不能让你撒尿，万一梦里面撒尿成功，就是尿床了。

做梦就是对你想做又做不到的事情的一种安慰剂效应。大脑在欺骗自己：我正在找厕所了，不要再释放信号了。但是又不能真的尿出来，于是梦里厕所的门就坏了。

从某个角度来说，梦是应该做、想做而不能做的事情。不能做有两个原因，一是因为恐惧，二是因为欲望。恐惧是害怕这样做，欲望是想得到这个结果。人生的苦源于恨别离，求不得。用李宗盛的歌说：想得却不可得，你奈人生何。

恐惧与贪婪的本质，都是我们出于对食物和繁衍的恐惧和贪婪所养成的习惯，投射到其他方面的。所以人类有两个最重要的诉求：生存权及其延伸——交配权。交配权本质上是让一个新生儿去延续你基因和菌群的生存。

食物安全感：童年食物给我们的幸福感

张成岗教授有一个特别有意思的观点，他认为从这个角度来看，与鱼类洄游现象相类似的是，中国人之所以每年要回去祭祖，就是因为人在乡下出生，吃乡下的东西长大，到了一定年龄以后，每年身体里的菌群会驱动人们回去一趟，回到出生的地方，完成物质、能量、信息的交换。

“菌心学说”是张成岗教授从事生物医学科研以来最为重要的科研成果之一，是在国内外大量科学研究的基础上，以及自身进行大量深刻体验的基础上形成和发展起来的。

“菌心学说”认为，人们对于不同食物的倾向性，与特定种类的肠道菌群的数量和质量关系异常密切。也就是说，一个人的饮食习惯被长期甚至终身记录在这个人的肠道菌群的数量和种类之中，反过来通过人的“欲望”和“心理”状态体现出来。

基于这些理念，“菌心学说”认为人的内心活动和情绪变化，其物质基础有一部分是“肠道菌群”，而并非全是人脑本身，具体表现在“人心即菌群”和“菌群即人心”，所以叫作“菌心”。

《黄帝内经》里用的一个方子叫“半夏秫米汤”。半夏有祛痰的功能，使气向下，让食物和组织液顺着肠道从上游往下游走。秫米就是小米，是中国人最早期的食物，很有可能蕴含了我们炎黄子孙最早期的食物安全感的信息来源。它是用半夏把垃圾清走，垃圾包含了肠道里种种让你上瘾的东西产生的代谢物和菌群，比如抽烟、吃各种食物产生的痰。半夏就像个清道夫，将垃圾清掉，然后再用秫米汤给你安慰。作为我们这个民族“童年时期”的主食，秫米能给我们安慰，让我们不要怕，并产生幸福感和安全感。

要让一个孩子获得终生幸福，需要在这个孩子小的时候植入很多幸福的“埋线”，每次快乐时播放某段音乐、闻某种味道、吃某种食物……这些“埋线”就会在人的内在形成条件反射体系。以后当这个孩子不快乐的时候，可以启动所有这些“埋线”的“开关”，他就会莫名其妙地开心起来了。

一个童年在很多地方流动的人，一辈子都缺乏安全感的原因，在于身体不知道该给哪个信号才能让他有安全感，它要提供多个信号。从攀枝花到广州，工矿到农村，从白切鸡到麻婆豆腐到老灶火锅，于我而言，这一切必须要综合起来才能产生足够强烈的安全感。

我们为什么在睡眠的时候会醒，就是因为没有安全感。以前“人类”还在树上的时候，要保持警觉，避免一不小心从树上掉下来。

哪怕是在沙漠出生的人，也会做从高空掉下来的噩梦，这是通过基因常年累计下来的记忆，慢慢变成一种集体无意识。

这种现象不仅在人身上存在，长颈鹿生下来半小时以后就爬起来跟着跑了，2小时就参与迁徙了，否则就会被吃掉。它怎么会知道跟着跑？一只蜜蜂没有上过“蓝翔技校”，也能把“水泥活”做好。蚂蚁群没有总工程师，也会井井有条地进行搬运活动。

这就是一种随基因全部在“出厂”的时候就装好的集体无意识的记忆。

如果连长颈鹿、蜜蜂、蚂蚁这些动物都有，人为什么没有？为什么人不应该有？

第三节
如何才能避免“卧不安”？

根据上一节的介绍可知，其实我们并不需要吃太多的食物，尤其是晚上。以前我和徐文兵老师讲《黄帝内经》的时候就说过，很多母亲早上逼迫小孩子吃早餐。小孩子昨天晚饭都没消化完，早晨一点都不饿，你非要让他吃，就会在消化道堆积更多食物，形成更大的负担。

中国人的集体记忆是常年吃不饱，倾向于吃得更多。“吃了吗？”变成我们问候语的原因，就是我们能够吃饱才几十年的时间，之前的大部分时间内，多数人都是饿着的。在古代，地主也不是每天都能吃饱的。

同时，现代人体能的消耗远不如古代人，而我们的进食时间却是按照大运动量安排的。以前一个人一天随随便便走个十里八里很正常，现在有多少人能做到呢？很多人都是要刻意去数步数才肯走路。

像我现在每天能走一万步都了不起了，所有的运动都拿来思考、说话、看东西、想象，以及消化和表达各种情绪——主要的情绪可能是看朋友圈里别人过得比你好而生气，或看股票曲线的起伏而失魂落魄。

肠道和大脑之间的亲密关系是双向的

怎样来调养“胃不和则卧不安”呢？

首先，我们需要定期对肠道进行一次有益的清空，我就是这样做的。定期对自己的肠道进行“断舍离”，一次“杀毒”，一次“电脑清空”，一次“房间打扫”。

第二，对让你上瘾的东西进行观察，察觉那些已经在身体里面成瘾的细菌的信号。

我们去检查胃不和的时候，要看这个人对什么东西有瘾，比如常见的容易成瘾的有烟、酒、辣椒、肥肉、烧烤食物等，身体要对这些菌群进行定期安慰。如果你不能把它清掉，你只要定期给它这些就可以了。因为它们的语言通路很像，比如很多抽烟的人到了某个时候喜欢吃点东西，其实并不是饿，而是身体误会了，是菌群的信号被解读成为饿。

张成岗教授后来的辟谷方法就是针对肠道的菌群，给一种菌群会吃的较少的食物，吃完之后，饿的感觉就没有了。张教授的方法就是有针对性地为这些特殊细菌提供食物，然后身体其他部分就别吃了，因为本来它们就不需要。

所以“菌心学说”指的是就人体而言，与人体共生的微生物虽然没有人类先天的DNA，但也组成了所谓“第二基因组”，构成了人体另外一套复杂的控制系统，终生影响甚至控制着人体的饥饿感、欲望甚至心理活动，成了除大脑之外的“第二个人体中心”。

肠道和大脑之间的亲密关系是双向的：正如大脑能够给胃部传递信息一样，肠胃也可以延迟其对于神经系统的平静或兴奋作用。迷走神经是第X对脑神经，它从脑干一直延伸到腹部，指挥着我们在下意识里控制的许多身体过程。肠道菌群能够直接影响迷走神经细胞的刺激和功能。其中一些肠道细菌可以像神经元一样释放化学信使，通过迷走神经，用自己独特的语言和大脑交流。

肠道菌群通过让你的身体感觉饥饿，迫使你完成吃饭这个动作。听起来有点可怕——这就是说，人体是被动吃饭，而不是主动吃饭的。我们传统上说“民以食为天”，其实在张教授那里有一个升级解释：“菌以食为天，民以菌为先。”

如果由于不良的生活方式和不健康的饮食习惯，肠道菌群平生了紊乱，这些异常的肠道菌群就会逐渐形成慢病的“病根”，并且长期“潜伏”在消化道之中，持续地诱发慢病。随着日常生活中一日三餐持续进行，这些异常的菌群会不断地向人体传递异常的代谢信号，从而导致慢病难以改善和康复。

定期的辟谷和轻断食，可以改善我们的食物结构，透过饿的机制促使身体调动一系列信号，把存在于其他地方，如肝脏、血液里面的脂肪，调动转化为身体所需的热能。这样就能既不摄入新的“垃圾”，又能把原有的“垃圾”转化为能量。这其实是一种特别环保的做法。

调养“胃不和则卧不安”的第三个要点，在于充分意识到身体的瘾是内在菌群的需求。

我们要么用各种方法把瘾戒掉，要么就定向满足它，而不是满足身体的所有需求。大部分时候“瘾”会伪装成“饿”。

还有一个有意思的地方，我们的身体对食物的分解能力，随着年龄增长会变得越来越弱。老年人对食物消化分解的能力很差。菌群活到一定的时间也会变老，老了就不愿意干活了。菌群最后是要回归它的土地的。

张成岗教授说，当有些菌群发现它们居住的这个房子，也就是人的身体，已经不能让它们活得更好了，就会用各种方法让你觉得活着没意思，最后人入土了它们也就回归大地了，继续去找它更好的宿主了。

我们必须了解，菌群已经在这个地球上很多年了，它只是不停地在找宿主而已。菌群不仅仅在我们的身体里面，而且也在很多动物的身体里面。菌群自己就是一个独立的生命系统。

细菌在地球上已经生存了几十亿年，发展出了强大的生存能力和信号传递能力，彼此间信号传递非常快，而且可能是“无线”的。

总体而言，“菌心学说”认为人体是由躯体、菌群（菌心）和人脑组成的“身心脑三位一体”的结构体系，从而提出了对于人体结构和功能的新理解，突破了以前中医对于人体的宏观解剖学认识，以及西医对于人体的微观解剖学的认识，并且认为“菌心主导情商”“人脑主导智商”，而人体只是一个为“菌心”和“人脑”提供“栖息之地”的生理空间。

你想安抚某些人的情绪，就要让他们去吃一些他们喜欢吃的食物，这样那些爱闹事的细菌就会得到安抚。这意味着，我们放入嘴中的食物以及我们养活肠道细菌的方式确实影响着大脑的功能。一个人如果有甜食、又有可乐、又有炸鸡的菌群，又抽烟又喝酒，这个人基本上不可能是一个意志力坚定的人，因为隔几分钟就有一群细菌发出信号，这些欲望会以不同的形式表达出来，比如狂躁、忧虑、坐立不安、眼神慌乱，会以各种动作呈现出来。

一个没有细菌的人理论上来说应该是一个很容易拉肚子的人。小孩体内的细菌组成尚不完善，稍微吃了一点不够卫生的食物，身体就会有一个反应机制，第一件事情就是把它排出体外。

所以拉肚子不见得是病，可能是身体的一种应激反应。像发热一样，一般人很少发热，发热就是身体给我们的一个信号。

还有一个典型的情况就是痒，肌肉坏了，在长回来的过程中会痒，它其实已经不痛了。

这一章中，有大量内容是我们猜测的。更重要的事情是：我们必须理解，人类在很大程度上并不是被头脑控制的，而是被肠道控制的，甚至是被菌群所控制的。人体系统无疑在很大程度上是由肠道中的微生物居民所主导、控制、定义、组成和协调运作的。

当我们从宿主这个视角去看人类，就能理解，这些菌群们如果得不到满足，就会在我们脆弱、戒备松弛的时候表达出来。它们其实一直在表达，但是以前外界噪声太大的时候我们听不见。就像房间太亮就看不见屏幕上的画面了，只有当房间暗下来的时候我们才看得清。

之所以我们会做噩梦，辗转反侧睡不着觉，如果你把它当作病来看，它确实是一个病。但是如果理解了，原来这是对更深层次的东西没有得到满足的回应，你也许就完全会感谢睡不好觉这件事情了，因为它说明你的身体还有能力去不断提醒你。噩梦和辗转反侧都是身体在告诉你：请注意，我得不到满足了，请你满足我……请满足……请满……

从来没有什么需求是可以被压抑的，而把需求暂时消灭是可能的。你把身体里所有让你成瘾的物质消灭清除，你的瘾就断了。但是压抑这些需求是不可能的，最多是暂时压抑，以便堆积到一定程度来一次大爆发。

扩展开来，小孩的天性就是对世界充满好奇，想学新鲜的东西，对没接触过的很好奇，想尝试，这是人在进化过程中自然出现的需求。小孩都喜欢吃肉和甜食，因为成长需要更多的热量，而蔬菜带来的热量不够。饮食习惯造成小朋友躁动，安静不下来，因为他们摄入了热量后需要释放。

所以如果你想要让小孩子安静，让他练静功、打坐，循规蹈矩，最终他可能会因为你的威逼利诱，表面上演成你想要的样子，一旦被释放出来，到了老师、家长看不见的地方，他马上就会变成另外一种样子。儿童教育的核心就是不能让小孩子过早地成长为大人。

纪录片《生命·成长》里采访过一位儿童教育专家贺岭峰教授，他女儿成绩不好，有一次老师叫见家长，他女儿就很害怕，怕爸爸回去骂她。他说我才不会因为一次考试破坏我和我女儿之间长期的信任。如果我把她骂完，她以后不相信我了，不跟我讲这些事情了，那我更得不偿失，太不值当了。

如果你面对任何问题，都愿意跟父母分享，那么你的成长过程会是很幸福的。因为不管他们能不能帮你解决，起码你能够跟他们说。那些从小生活在父母要求非常严格的家庭的孩子，是非判断极其明确，手段也不见得有多么巧妙，可能会成为成功的人，但很难被培养成幸福的人，这种人会突然在某个时间点爆发出来，原因是他长期被压抑，最后还是会形成某一种反应。

说回菌群欲望被压抑与睡眠的关系。从这个倒推回来，我们所有的欲望都是食欲和性欲的延展。我们的欲望会延展成为恐惧、贪婪、怀疑、彷徨、焦虑……当这些心智模式和习惯，与其他的事情附着在一起，就很容易触发种种情绪。

我们的情绪很容易被事件连环牵引。比如说，焦虑明天可能没钱了，焦虑明天不知道住哪儿，等等。我认识一个人，他说他可以训练自己，把恐惧的情绪和相关的事情分离出来。

他是如何训练的呢？首先他让自己居无定所，每一天都把所有东西背在身上，诸如牙膏、牙刷……跟别人吃饭聊天，聊到最后如果这个人愿意带他去家里住，就去那人家里住，反正也没地方去，实在不行就找个旅馆，但是他从来不想明天晚上睡哪儿。

后来借由这种行为艺术，他帮自己看清了一件事情——对于“不知道明天晚上住哪儿”和产生焦虑这两件事，其实只是“可以”

相关，而没有必然关系。“不知道明天晚上住哪儿”是一种引发焦虑的外在条件，可是我们长期把这两件事情连接起来，于是一想到“不知道明天晚上住哪儿”你就焦虑。

如果一个人从出生的第一天就居无定所，就不会为此焦虑——他可能会为别的事情焦虑。

情绪本身就是情绪。这种情绪通常来自对生存权、交配权的焦虑、恐惧、贪婪。这些情绪一旦生成，会和我们生活中的许多场景，例如不知道去哪里睡、不知道吃什么、有没有烟抽，形成关联。这种关联，绑得太紧之后，就如油和面，你中有我，我中有你了。

通过对“胃不和则卧不安”这件事情的分解，我们会看清一件事情，原来所谓的“我”——我的执着、我的快乐、我的恐惧……一切的“我”，是可以被剥离出来的，也是可以通过对这个问题的审视来检查到的。

讲那么多题外话其实就是想说明一个我的体会：如果他们能觉察到许多导致焦虑失眠的真正原因其实就是肠道菌群得不到满足，那解决问题的方法就很直接了……

***TIPS*:**

肠道细菌与良好睡眠

最近几年，很多研究探索了丘脑—垂体—肾上腺轴（HPA 轴）。HPA 轴有个功能，就是在我们承受压力时刺激肾上腺来生成皮质醇，也就是身体的一种关键的应激激素。而很大程度上，肠道细菌就控制着身体的应激反应。

应激激素皮质醇与人体的昼夜节律有着独特的联系，在一天24小时内，激素减少和增多影响着人体的生理活动，决定着我们是感到警觉，还是感到倦怠。而在情绪障碍中，失眠是一种常见症状，我们现在已经知道，这种症状跟微生物有关。

最新的研究成果显示，某些白细胞介素和TNF-α（肿瘤坏死因子）等细胞因子对于催眠而言十分重要，尤其是最有助于恢复精力的深度睡眠和非快速眼动睡眠。此外，肠道细菌还能刺激与皮质醇水平相协调的化学物质的生成。自然情况下，皮质醇在夜间处于最低水平，在清晨时开始升高。细胞因子本质上具有由肠道细菌决定的昼夜周期。当皮质醇水平在早晨上升时，肠道细菌便会抑制细胞因子的产生，这种转变就被定义为非快速眼动睡眠和快速眼动睡眠之间的过渡。因此，肠道细菌的破坏会对睡眠和昼夜节律产生显著的负面影响。平衡肠道，解决失眠。

胃不和所导致的卧不安该如何改善？

具体一点，睡不好觉怎么办呢？可以做这么几件事情。

第一，肠道菌群检测。

看看你到底缺哪些菌群，或者有哪些菌群得不到满足。

第二，成瘾性检测。

了解有哪些东西是比较容易让你成瘾的。比如有些人在基因里就比较容易形成酒瘾，我认识的一个女孩就是这样，一喝酒就容易很“high”，很容易成瘾。后来她做基因检测，发现自己原来基因里就有高酒精成瘾性风险。有些人容易有酒瘾，有些人容易有甜食瘾，这些是先天已经在的，后天一激发就容易成形。

第三，对自己的食物进行检视。

绝大多数人应该做一个减少食物摄入的计划。让自己不求饱，只求不饿。成瘾性检测就是知道自己有些时候有饿的感觉或者辗转反侧的感觉，并不是你想摄入食物，而是你想摄入某一些独特的菌群需要的东西，只不过它们像掌握了权力的某些领导一样，为了得到它们那一点东西，要求你摄入很多，发出类似于饿的感觉驱使你。你自己有什么瘾是可以通过日常观察知道的，但很多时候我们没有把胃不和与这些瘾关联起来。

第四，随着年龄增长，多吃高度分解的食物，让大自然的菌群帮助我们。

比如说老年人适当吃一点酸奶真的很好。对于很多本身分解能力已经不强的人来说，多吃已经分解好的食物必然可以降低消化负担。比如有些人喝茶会很容易睡不着觉，但喝熟茶（如红茶和黑茶）就不会，因为熟茶已经对茶进行分解了。所以那些菌群分解能力已经变差的人可以尽可能借助外力来改善。小孩子还可以吃酵母片，酵母片不是酵素，它的作用是创造让酵素长得更好的环境，非常有价值。

还有一些其他的方法供大家选择。

第一个建议，中医有两根经络与消化有很大关系，一根是足阳明胃经，一根是足太阴脾经。你可以顺着这些经络去找痛点，当你找到一些特别痛的点时，对它进行轻轻地按摩。

另外推荐大家做一种保健——揉腹。轻柔地揉腹可以带来安全感，同时可以促进肠道蠕动，触发肠道的运动。肠道在运动过程中就会自然而然地加速血液的流动，可以通过揉、摁、压吸引血液流过来，解决肠道的问题。

每天揉腹是非常好的保健方法，但是不能太重，太重可能导致淤血。所谓的"意守丹田"，"丹田"就是肠道主要分布的地方，当我们将意念集中在丹田的时候，就会将气血引导到丹田。

丹田具体位置在肚脐正下方三寸，小腹正中线上，是全身经气聚集之处。具体方法：

1. 两脚开步与肩同宽，自然站立，自然呼吸。从上往下，从头顶放松到脚底。

2. 两手抬起放在腰边，手心向上，将注意力放在整个小腹内部。是整个，不要局限于某个位置，暂时忘却以前的下丹田位置概念。

3. 鼻子连续地、短促地吸气（每次只吸入一点），多次短吸之后，感觉吸满了就闭气3—9秒。

4. 轻轻用鼻再吸一下，然后缓缓呼出，呼气的时候只做一次，但不可以过急。

5. 如此反复进行3—9次，重点是在鼻呼吸中去留意小腹内部的紧缩和放松感，尽量清晰地找到那个点，这样做就能感觉腹部有一个压力点了，但这个位置还不是丹田。丹田在这个压力点下低一些的位置。因为绝大部分人的重心都会偏高，所以压力点下低一些的位置（一小块范围）才是丹田。

6. 两脚开步比肩稍宽或两倍肩宽，然后缓慢蹲成马步，不要求很低，但身体躯干一定要正直。

7. 两手抬起放在腰边，手心向上，将注意力放在后腰和尾骨一段。

8. 整个上身，向右、向下、向左、向上移动画圆，反复几圈后，反过来进行。用腰腹来画圆，带动膝盖参与运动。

9. 将圆的范围逐渐缩小，膝盖基本不大动，腰腹画圆，在脊椎或后腰有感觉后，逐渐缩小圆。在画圆运动中，尽量体会后腰到尾骨那一段的感觉。有清晰体会后，在画圆时留意压力点低一些的位置，并把那个位置后移，体会运动中后腰有感觉的位置，统一起来后会找到一个位置。这个位置就是丹田，继续画圆，感觉会逐渐清晰。有时甚至有一种开合感，就是丹田开合。

另外，除了半夏秫米汤之外，中医还有几个方子可以提高消化分解能力，其原理就是解决湿气重的问题。现代人喝冷饮、吹空调的生活习惯，容易导致湿气重。脾本来就怕湿，湿重困住脾，该升的升不上去，该降的降不下来，“能源”都不够了，不该囤积的反而囤积起来。

这里介绍一下平胃散，这是《太平惠民和剂局方》里面的，由当时的皇家组织编写的。其最关键的药物就是苍术和厚朴。苍术和厚朴是一对好搭档，主要就是去除脾胃的湿气，消除湿重困脾导致的肚子胀、胸胀；陈皮理气化滞，合厚朴恢复脾胃的升降；甘草、生姜、大枣调和保护脾胃正气不受损。这样一来，湿气去、胃气和、气机畅、升降顺（注意：没有水湿之气或阴虚之人，症见舌红少苔，口苦而渴，或脉数者，都不能服用这个方子）。

如果身体湿气越来越多，就会聚集成痰，湿为痰之源。

另外还有改善痰湿的温胆汤。半夏是祛痰圣药，和陈皮合用去胃的痰湿；竹茹味甘性凉，清胃的痰热；枳实疏导胃的痰滞；生姜和大枣是健脾和胃。温胆汤除湿健脾，痰湿一除，就好像是给脾胃去掉了枷锁。脾胃功能一旦恢复，气血生成量一上去，正气一足，身体状况自然就好转了。

总之，胃不是指一个器官，而是指整个消化系统。所有生态的和谐就可以带来安全感，帮助我们入睡。如果不和谐，就会在夜晚睡觉的时候释放出信号，吸引我们关注，让我们睡得不好。

第三章
血不和：循环系统就是身体里的天道

第一节
循环系统对睡眠质量的影响

现代人血液不禁查

现代人的血液都经不起检查。2019年3月份，我去过上海一家做体检的公司，他们帮我做了一滴血的测试。在显微镜下面，我很诧异地看见自己的血红细胞，几十个、几十个地连在了一起。我问怎么是这个样子的，他们说这是中年油腻男常常会出现的情况。

我又去做了另一个检测，把自己的手指尖放在电子显微镜下，看微循环，结果发现微循环已经变得很不顺畅了，指尖很多发生微循环的血管，血液的运行几乎处于停止状态。

我就很好奇，问这是什么原因导致的。医生和我说："很大原因是你吃的食物太丰盛了，请问你最喜欢吃什么？"我抬头看他，闪出来的词是"肥肠""红烧肉""回锅肉"和"火锅"。对于一个四川人来说，这似乎是生活幸福的源泉所在。可如果不是亲眼看见自己的血液，我很难产生那种强烈的冲动，想让自己的血变得更加干净。

这家公司给我做了个简单的治疗，他们用了一个小型无线发射仪，放在我手掌的劳宫穴上面，发射了某种独特的频段。我握了8分钟之后，在同一个位置，再滴出一滴血，发现所有的血红细胞全部散开，一个一个单独出来了。

医生告诉我说，每个血红细胞可以单独携带氧，那是一个特定的量。当这些细胞黏合在一起的时候，细胞和细胞之间黏稠的部分就不再能携带氧。所以当血红细胞被打开，一个个独立存在的时候，血液的含氧量就会增加，而且也会减少血液在血管中流动的阻力，提高它的通过性。

我后来又检测了一下自己的微循环，发现也确实有改善。这给了我一个很重要的启发。回北京之后，我给自己配了桂枝麻黄汤。在中医里面，桂枝麻黄汤主要是解肌和解表，并且能推动血液循环。我发现吃了桂枝麻黄汤之后，我的血液微循环达到了接近于使用那部发射仪的效果。

有些噩梦是人的自救反应

我观察过许多人的睡眠问题。他们也没有呼吸暂停综合征，但就是睡不好，尤其到夜间某个时间点，深睡到一定程度就会乍醒。于是我们在自己的睡眠诊所里做了很多监测，发现有一部分人的呼吸问题和血液循环有非常高的相关性，而且这种人通常伴有高血压和高血脂等情况。

我们顺着这个思路再往下找，发现了一个很有趣的现象。许多人的血液黏稠度高了之后会导致血管壁厚度增加，血管内的空间变小，于是血管的通过性就变差了。

你可以想象，心脏因此需要付出更大的压力来推动血流，往往高血压和高血脂是相伴的，共生在同一类人身上的。在夜晚睡觉的时候，我们的血流速度会随着身体进入更加安静的状态而越来越慢。

我们知道，当血流能保证一定速度的时候，它还可以通过。但当血流速度变慢，它就会像遭遇了滩涂一样，慢慢沉淀下来。沉淀到一定程度，对心脏就形成了巨大的压力。于是人就会产生一种奇怪的自我保护机制，比如做梦，尤其是那种剧烈运动的梦，如在奔跑，被追杀，或者是跟人打架，诸如此类。

其实，换个角度看，这是我们的身体对自己的一种自救行为。**你的身体需要睡眠，你不想醒来，但是血液循环速度已经变差了，所以就产生了“梦”，用这种方式来进行一种有趣的妥协，让你的血液循环速度在睡眠当中加快。**这种现象，就意味着血黏度和血氧含量对于睡眠可能是一个非常重要的影响因素，需要观察和检测。

静脉血回流效率低，心脏缺少新鲜血液

我后来发现，还有几个因素也导致了血液的血氧含量变低。

首先，除了刚才说到的血黏度过高之外，还有一个原因是静脉的血液回流变少。大部分人都想当然地认为，动脉里的血和静脉里的血应该是各一半的。血液进入肺以后，进行血氧交换，二氧化碳

被置换出来，氧气被重新融入。心房再把血液泵出来，这叫作动脉血，它是饱含氧气的血，所以呈鲜红色。它会进入每个细胞，细胞就会把自身运作过程中产生的二氧化碳与动脉带来的血进行置换。

置换出来的血经过涓涓细流，慢慢汇成静脉的血回流到心脏，但是静脉的血回流到心脏时，不是那么有力量的。静脉血的回流有几种机制，有些医生认为这与我们的肌肉力量有关，当肌肉还比较有力量的时候，通过白天的运动，肌肉会挤压静脉的血，回流到心脏。但是如果一个人平常运动就很少，或者他的肌肉已经开始变松，他的静脉血回流到心脏的能力就会变差。

还有一种情况，肾脏扮演了一个很重要的角色。我们都知道血液流经肾脏的时候，它会经过肾小管，产生的东西叫原尿，其中有97%左右，又会以弥散状的形式，重新被吸收回我们的身体里面。

用中医师倪海厦的话来说，它接近于水蒸气，中医认为它叫肾气，有一个很重要的作用：它是受过热的，而且是弥散性的，会在身体中游走。而且它是自下往上走的，所以会携带这种动能，帮助我们静脉的血回流到心脏。

但如果一个人的肌肉运动量不够，或者是肾功能变差，所产生的肾气不足，那就不能有效地把足够多的静脉血推回心脏。随着一个人年龄见长，就会有越来越多的血液停留在静脉的血管和微细血管里面，没有流回心脏，每天一点点，日积月累，到了老年的时候，参与动脉血循环的量会减少。

很多老年人因此出现了静脉曲张，还有很多人各个部位都会出现淤青的血块，稍微一刮痧、一按摩，当毛细血管被破坏了之后，那些几乎没有参与循环的静脉血就会进入体表，皮肤就开始出现各种的淤青。巨噬细胞会把毛细血管里面被挤压出来的血视为异物，然后吞噬掉，所以很多人说身体不好的时候，用刮痧和拔罐，还有拍打的方式，似乎总会给身体带来一些好处，这是因为改善了局部的循环。

但是我们一定要有一个常识：巨噬细胞的分泌是有限度的，所以不能频繁地动用。有些人特别推崇拉筋拍打，说把全身拍得淤青，可以治疗各种疾病。我的一个道家师父张至顺道长说，这种方法很危险，是以前走江湖的术士的方法，它可以在短期之内让你产生良好的感觉，好像还能够治疗很多疾病，但是长期来说对身体并不好。所以对这一类拍打的方式，其实我是持保留态度的。

总之，从机制上来说，要有足够多的静脉血液回流到心脏，这对于心脏的功用是非常重要的。

如果心脏没有足够多的静脉血液回流，它为了支撑动脉里面的血液以及所有细胞的需要，就被迫要做更多的功，于是心脏的搏动就会加速。甚至由于血黏度过高，心脏会搏动几下之后又停一下，出现跳动的异常。很多人都有这样的情况，就是跳着跳着突然停一下，没有均衡的节律。在这样的一个周而复始、年复一年的过程当中，血液回流心脏的量在变少。

血氧浓度降低的另外两个原因

此外，很多人肺的交换能力也变得越来越差，肺里的氧气就会越来越少。许多人呼吸其实是很懒的，呼吸并没有很深，如果你不提醒他，他这口气也就吸到嗓子眼，顶多肺的上部，就算结束了。如果他努力的话，可以吸入更多的空气。在很多人的不经意当中，肺的下半部就没能执行它应有的功能，它的呼吸就会很浅，所以很多人的肺其实是没有充分使用的。

如果我们留心观察小孩子睡眠，会发现小孩子睡着以后，吸气时自然而然肚子是会变大的。肚子变大不是说这个气吸到肚子里去了，而是吸到了肺的下部之后推动横膈膜，通过挤压推动了腹部的上升——空气是不可能被吸到胃里去的。所以很多人呼吸得越浅，他的血氧交换效率就越差，于是血液的含氧量就越来越差，形成一系列恶性循环。

造成血氧浓度降低还有一个原因，就是现代人晒太阳和运动都很少，尤其是太阳晒得很少。

我们知道晒太阳有助于毛细血管的扩张。你晒完太阳之后就慢慢地、微微地出汗，这个出汗的过程，其实是把表皮和腠理之间的一些代谢物和垃圾，通过汗液排出体外。但是现在很多人不出汗，也不晒太阳，再加上很少运动，所以毛细血管以及静脉血管就越来越无效，呼吸又变得很差。于是整个动脉里血的总量变少，血红细胞的数量变少，血黏度增加，携带氧气的能力变差，再加上肺的呼吸功能也变差了。

在这样一个循环过程当中，氧气在身体里面扮演很多角色，其中最重要的角色，是给细胞供能，因为只有氧在身体里面参与生化反应和“燃烧”（我们用“燃烧”来指代一切氧化反应）的时候，才会给细胞带来能量，这些能量让细胞和身体的各个环节去做应该做的事情，分泌应该分泌的物质，合成应该合成的东西。这一切的东西都需要能量，如果能量不够，每一个环节都相应打折，于是衰老就开始加速了。

熬夜影响造血功能，进一步加速衰老

还有一个很有意思的现象。我们的血液是从三个地方生成的：胸腺、脾脏和骨髓。随着人的年龄增长，胸腺和脾脏的造血功能会变差，这时候主要得靠骨髓。

在中医理论里，“肾”这个名词，不单指那两片“腰子”。中医是把肾脏和骨髓等的整个系统以及相关的功能，都用“肾”这个名词来指代，它是一个集合名词。所以中医的很多补肾的方法不是直接补“腰子”，它们其实是帮助整个肾的功能去恢复正常。所以有很多治疗失眠的方法，就是通过补肾来实现的。

我们看《圆运动的古中医学》这本书，以及很多中医古籍，都认为肾阳虚和肾阴虚会导致睡眠障碍——肾阳虚就是肾功能变差，肾阴虚就是肾的物质基础变差。

原来秘密就在这里，一方面血液静脉回流的效率变差，另一方面造血功能变差。可以想象一下，当我们的血变得越来越黏稠，携带氧气能力越来越差，新鲜血液的总量变少时，硬件本身没有问题，也会表现出有问题的样子。就好像你把电器连接到电压或者电流不稳定的电源时的状态。这是吴清忠在《人体使用手册》这本书里面

提到的关键论点之一。

问题是，造血常常是在夜间睡梦当中完成的。睡眠质量不仅仅涉及造血功能，而且与免疫力相关。最近《科学》杂志的一篇文章就提到造血功能对于免疫功能的提升有很大的帮助。如果造血功能变差，就会进一步削弱免疫功能，就会有更多的地方出现这样那样的病症，就需要更多的血液携带氧气前往出现问题的地方去“救灾”，造成更多的恶性循环。

年轻人在漫长的熬夜过程当中，会有许许多多的损耗，这些损耗在中医里面叫五劳七伤，本质上就是衰老。所以，**血液问题是导致长期睡眠障碍的一个非常重要的原因**。

在中医里面有一些补血的药，例如当归之类，是很有效的。大家如果愿意了解的话，有一个著名的治疗失眠的方剂，叫归脾丸。

我常常建议那些血液循环不好，肌肉张力变差（因为脾脏还主肌肉）的同学，一方面白天要多晒太阳，适当多做运动；另外一方面，就是要通过补脾的方式去改善自己的血液质量，同时还要配合服用一些补肾的中药，比如说桂附地黄丸和壮腰健肾丸。

精、气、神：古人对循环系统的绝妙概括

更有趣的现象是，血液除了含氧之外，还含有许许多多其他对身体有用的物质。有些是现代医学已经发现了的，还有许多是没有被发现的。

中国古人对待这个事情的态度很朴素，他们发现，永远无法彻

底搞清楚，到底血液里面哪些物质对于我们的身体有帮助。因为一个人的身体，就像一整个宇宙那样复杂，有无数你知道或者不知道，可测量或者不可测量的东西。它们通过血液循环进入细胞，再通过血液循环代谢出体外。整个的循环系统非常重要，一刻都不会停止。

有一部分研究会考察血液里面到底缺了什么物质，可以细分到各种氨基酸、蛋白质、电解质，各种激素和因子。还有一部分研究，关心物质以外的东西，比如循环的动力是否足够。另外还有一种更高明的研究，对象是我们的大脑和神经，也就是有意识和无意识的信号源对血液循环的物质和动力方面的影响。

这三种研究对象，在中医里面被称为精、气、神。对于精微物质，你永远无法穷尽，所以不管什么，统称为“精”；对于循环的动力，称为“气”；对于影响这一切的信号，称为“神”。对于精、气、神这个循环体系，中国的古人认为，与其花时间去不断地穷尽有什么物质，不如去想如何去让这个循环自然而然地发生。于是他们就去观察：到底什么样的状态可以帮助循环变得更好？他们发现了三个非常重要的方法。

第二节
改善循环系统的方法与建议

深呼吸能提高血氧含量

第一个方法，是尽可能多地有意识地进行深呼吸。因为呼吸，尤其是深呼吸，是最能把更多氧气带入身体的。有了血氧，身体才有生成其他物质的基础和能力。而且在调节呼吸节奏的过程当中，不可以调节心脏跳动的节奏。

道家有一种观点，认为人的身体里面有两种器官。第一种，用今天的话来说约等于受到交感神经控制，或者受到自主神经控制。这个控制，就是你想动它，它就能动。比如说你想抬左手就能抬左手，想抬右手就能抬右手。第二种器官是不受自主神经控制的，比如说叫你马上肝颤两下，用意念让胃蠕动几下，这是很难的——不是不可以，但是很难的一件事情。不过这种器官其实受到自主神经系统影响，每天都周而复始地按照它的方式在动。

只有一个器官介乎这两者之间，它可以通过你的意识进行控制，继而达到对其他脏器的影响，这个器官就是肺。因为通过深呼吸，你可以有效地调节自己心脏的速率。

所有发过飙的人都知道，通过深呼吸可以让自己的心情平复，可以让自己心跳的速度得到有效的控制。深呼吸也可以令肠蠕动加强，因为深呼吸会推动横膈膜下移，透过气压的变化，改变若干个脏器的蠕动，这是一种被动的运动。所以，有意识地进行深呼吸，是调节这些问题的一个特别简单的方法。

我有一个学生，上课的时候很认真听讲，但是我经常看着他坐在那里，突然就睡着了。这叫“但欲寐”，我很同情他，因为他同时也有一系列的高血压、糖尿病等问题。

后来我找到了一位老师，专门教大家做深呼吸练习。

把手臂尽量往后伸张，然后用最大的努力让自己吸入氧气，尽可能让氧气在身体里多停留一会儿，因为我们知道，氧气进入身体的血氧交换，其实还是需要一些时间的，有些人吸入氧气之后还没来得及完成消化，就把它呼出去了，很浪费。

就是这么一个简单的方法，并且仅仅靠这一个简单的方法，我那个学生居然减肥成功，而且睡眠变好。

隔一年之后再次看见他的时候，我很诧异地发现，他眼睛都是亮的，皮肤也亮了，体型也变瘦了，睡眠也改善了。我问他，你到底做了什么事情这么神奇，他说梁老师，就是要感谢你，正是靠你介绍给我的深呼吸方法。我说怎么会有这么好的效果？他说，只不过我当时已经病得比较严重了，所以我还是比较有执行力的，坚持每天做2次，每次15分钟，总共30分钟，仅此而已。

后来想想也是：**更多血氧可以帮助我们把体内的脂肪，包括血液里的脂肪分解掉，自然就瘦了。**

更好的血氧和血液循环，可以让我们体温上升，而基础体温上升，就会致使更多的水变成水蒸气，以各种方式挥发掉。更多、更好的呼吸可以使血液循环改善，从而产生更好的基础代谢，把体内更多垃圾推出体外。

这个方法之所以有效，还有一个很重要原因：他白天的血氧含量增加了之后，导致整个机体的血氧含量也比较高，到夜晚睡眠的时候，哪怕是血氧含量暂时变低，他也可以有足够的本钱去支撑这一夜的睡眠。

深呼吸是一个很重要的话题，这跟我们之前讲的气不顺其实一脉相承，因为它们是一体的。

轻断食能改善血液品质

第二个有效的改善血液的品质的方法是轻断食。

首先说一下富营养化的问题，尤其是糖类代谢过多的问题。我们曾在《冬吴相对论》里面讨论过，整个人类摄入的糖比50年前以及100年前，是多了8～10倍的。这跟美国糖业协会也有很大的关系，他们当年说服人们，告诉大家食用更多的糖类对身体有益。其实，每一个协会都有他们的公关手段去推动食品添加剂的增加。

总体而言，我们对糖类的摄入是增加的，由于过量的糖类不能被身体吸收，它就会变成脂肪被封存起来，而脂肪不仅仅堆在皮下，它还可能堆积在肝脏，导致脂肪肝的形成；它还可能混在血液里面，导致血脂含量的增加。

定期减少糖类和油腻食品的摄入，甚至定期的轻断食，对睡眠质量的改善是很有帮助的。

定期的轻断食，把身体里面的血脂和其他位置的脂肪转化为酮然后消耗掉，是非常有效的。我亲身验证过，但我并不建议大家用很长时间去辟谷，每周有两个晚上不吃饭，或者说只吃蔬菜是容易做到的，而且不是很难受。如果每两三个月有1～2天，在有精准血糖监测的情况之下，只是喝水和深呼吸，保持血氧浓度的稳定，去做一些断食，帮助是很大的，可以有效地降低血脂含量。

在过往的一些轻断食训练过程当中，我们做了一些实验，两三天的轻断食之后，很多患者的血脂含量、血压、血糖、血黏度，都有明显的改善。关键是轻断食之后，肠道也被清空了。但定期清空后恢复饮食，不可以迅速吃下过多高蛋白质和高脂肪的食物，因为肠道菌群需要时间去重建，否则就会功亏一篑。所以秘诀在于轻断食之后的3～5天，饮食也要严格控制，应该是低油、低糖，以便肠道菌群慢慢恢复平衡，之后才开始正常饮食。

我尝试这种方法两次之后，发现今年的自己和前年以及去年的自己有了非常大的改变，整个样子都不同了。你们可以对比几年之前我接受采访的照片，与这一两年我在网上比如“喜马拉雅”上的照片，样子有很大的改变，我自己都看得见。

泡澡及晒太阳能改善我们的很多循环

第三个有效的改变血液的方法，是一件很轻松且舒适的事情——泡澡，尤其是泡温泉。日本有一个实验，某个村子里的老太太，到了一定年龄之后就会起夜，导致睡眠很不好。研究者认为，这实际上是因为她们的水代谢能力变差了，而这个村子正好有温泉，他们就让这些老太太在下午5～7时去泡温泉，因为泡温泉的时候会出汗，这样就能把一些水给代谢掉。泡完出来之后用干毛巾大力地擦，把每一寸肌肤都擦得干透。

就是这么一个泡温泉的方式，就可以很有效地改善我们的微循环。如果温泉的水里再有一些矿物质就更好了，在这个过程中，皮肤或许可以吸收一些有益身体的矿物质，并借此改善身体循环。

可能有很多人不太喜欢泡温泉，那么有个替代方法就是晒太阳。对于晒太阳这件事我观察了很久，发现许多白领年纪轻轻就失眠，都因为他们白天开车或者坐车上班，在办公室里面吹着空调，一整天都晒不到太阳。下班的时候天已经黑了，就直接回家了。周末时往往要补觉、看电影、逛超市，也不晒太阳。所以一个现代人，晒太阳的总量比起自己的父母、爷爷奶奶，大概都不到四分之一。

晒太阳是很有效的可以改善体表血液循环的一个方式，长期晒不够太阳，也造成了我们的微循环不畅。当然，晒太阳不仅仅是这么简单，它还能够促成很多维生素的合成。另外，有很多的研究显示，晒太阳可以帮助对抗抑郁症，还可以提升免疫功能。

在失眠这件事情上，我尽可能用大家都能理解的常识去对待，让大家很清楚地意识到，原来我们只要做到这几件事情，真的就会很有帮助。我们到农村去看看，那些平常白天晒太阳很多的人，较少有失眠的现象。

有一次我去农村讲失眠这个话题，当地的朋友都很诧异，说还有失眠这件事情？人怎么会失眠呢？而现代社会，我们发现失眠和办公室人群有极其高的相关度。经济越发达的地方，失眠比例越高，比如美国的失眠率就比中国高。互联网相关行业、办公室人群，失眠率就比体力劳动人群要高，这些都显示出，这背后那些简单的生活常识带来了相关的偏差。

改善血液还有很多方法——比如定期对血液进行检查；如果可以，定期改善自己的饮食结构，从而改善肠道菌群，改善血液循环。

总体来说，让自己的血液更干净，让血液更有活力，让它更多、更好地分配在动脉和静脉里面，让静脉血液可以更好地回流，让肺更好地发挥功能，完成血氧交换，让肾脏更好地发挥功能，帮助血液回流，让血黏度降低，让每一个血红细胞可以携带更多的氧气……你就会得到更好的睡眠。

中医有什么解决方法

中医从阴阳来看待疾病的形成时，人体20%是阴虚病，80%都是阳虚病，其中阳虚病，一定会有阴成形，包括积食、痰饮，或者血瘀。这三种阴成形，血瘀是最容易形成的，但也是最难治疗的。

改善血液循环的方子，这里要推荐的是血府逐瘀汤。它是清朝王清任《医林改错》各个活血化瘀方子里最具有代表性的一首，是由桃红四物汤，四逆散加牛膝、桔梗而成。方中共有十一味药，有桃仁、红花、当归、生地黄、川芎、赤芍、柴胡、枳壳、甘草、牛膝、桔梗。

君药：桃仁破血行滞而润燥，红花活血祛瘀以止痛，共为君药。

臣药：赤芍和川芎为臣药，可助君药活血祛瘀，牛膝入血分，性善下行，能祛瘀血，通血脉，还能引瘀血下行，使得血不郁于胸中，瘀热不上扰。疗血瘀证，不能单单只用破血行血药，有可能会动血耗血，需要加上凉血养血的药，以防耗血。

生地黄性寒，味甘，可清热凉血、滋阴养血。生地黄合当归的养血行血作用，可祛瘀而不伤正；生地黄合赤芍可清热凉血，以清瘀热。三者同用，可养血益阴、清热活血，共为臣药。

佐药：桔梗、柴胡、牛膝和枳壳为本方中一个配伍亮点。两对药，有上有下，既能使血瘀得除，又可使气血升降相互配合，使得气血到达它应该去的地方。桔梗、柴胡上行，牛膝、枳壳下行。方中桔梗配枳壳一升一降，可宽胸理气，桔梗还能载药上行入胸中。

柴胡疏肝解郁、升达清阳，清阳得升，则头痛得减，而且柴胡和桔梗、枳壳相配，尤善理气行滞，气行则血自然可行。

使药：甘草为使药，可调和诸药。所有的药相互配合，使得血得活、瘀得化、气得行，则所有的症状自可消失。

方子为理血剂，具有活血化瘀、行气止痛之功效。现代药理研究表明：本方能改善血液流变性和微循环，舒张血管，增加缺血器官的血流量，明显减轻心肌缺血的程度，缩小心肌缺血范围和梗死面积，缓解心绞痛。

要保持血液健康，就要减少二氧化碳摄入

在快要结束这个话题的时候，我想起了另外一个也很重要的话题，与人们的饮食习惯有关，那就是碳酸饮料。

王唯工教授接受我采访时说，你会发现一件事情，Diet Coke，就是所谓低热量的可口可乐，导致肥胖的概率和正常可乐几乎差不多。在法国很多人喝葡萄酒，其热量远高于Diet Coke，但为什么法国人普遍身体要清瘦一些？而世界上相对而言最胖的两个国家，德国和美国，其国民都习惯喝带二氧化碳的饮料——啤酒是有二氧化碳的，可乐也是有二氧化碳的。

所以王教授认为，其实二氧化碳才是真正的元凶。因为二氧化碳在身体里面遇水会变成碳酸，碳酸会对身体进行腐蚀，于是身体就会产生一种自我保护机制，用脂肪去包裹碳酸。

我在现实生活中也发现，有些朋友平常吃得很清淡，仅仅是因为喜欢喝可乐，结果长得很胖。

另外，在我们身体里面，二氧化碳是可以溶于水的，它也可以在细胞之间自由穿梭。二氧化碳浓度增加了，氧气的浓度就会降低。所以有些时候，仅仅通过减少二氧化碳的比例，就可以提高氧气的比例。

王教授说，很多人抽那种不含尼古丁的烟，可只要是燃烧过的

烟，都会对身体造成影响，而且它真正的影响还不在肺——很多吸二手烟的人肺不好，而吸一手烟的人首先不好的是胃。

因为抽烟的时候，口腔吸入的都是燃烧过的二氧化碳，那些纸、烟燃烧之后会产生二氧化碳，二氧化碳会经由过滤嘴吸入胃里。胃里的二氧化碳浓度过高时，就会影响整个胃的生态，继而影响整个肠道的生态，包括整个肠道菌群生态。这些影响也会降低血液的品质。

当我听王教授讲到这些，就觉得如此基本的常识，为什么我以前没有想到过呢？王教授说，实际上很多人都认为理解健康问题，需要非常专业的知识，这是个误解。

就像巴菲特所说，一个人只需要有中学以上的数学能力就可以进行投资了，关键是你是否会用常识，而这些常识，往往是需要很深的思考才会获得的、历久弥新的常识。所以，我们在这里讲的，都是一些大家应该并且可以了解的常识。

我非常喜欢巴菲特和查理·芒格的主要原因，就是他们总是用一些很常识性的话来告诉你一些重要的事情。你读查理·芒格和巴菲特的书，几乎看不到他们使用各种专业术语，几乎看不到他们用做空、卖空、空局、势能这些大部分股评人喜欢用的名词。他们说话都非常朴素：现金流、收入成本、可持续发展的能力等，这些是任何一个普通人都能理解的。

所以对于血液品质的改善，同样如此。如果我们能做到这几点，血液品质再不好，那可能是别的原因，我们再去就医。如果你试图绕过我之前提到的这几个途径，要通过更多高科技的手段去改善血液，或者服食其他药物，其实是事倍功半的。

因为这些东西太简单了，简单到几乎不花成本，所以大部分商业机构根本不会告诉你，因为这些都无法变现。

定期献血有助于血液循环

所以我们在这一章讨论血液循环的时候，你会发现它其实牵扯到呼吸，牵扯到脾胃、消化道系统，牵扯到肾功能，包括水的代谢，这些都会影响我们血液的品质。

说到此处我又想起一个有趣的细节，作为一个资深痛风患者，我常常和很多风友交流痛风的苦与乐。如果在饭桌碰见一个风友，大家都会有一种同病相怜的熟悉感，瞬间拉近距离，成为很好的朋友。

我因为痛风而认识了很多伟大而有趣的朋友。不过遗憾的是，我几乎没有发现年轻的女性朋友有患痛风的，她们也跟我一样，吃火锅，吃肥肠，但是很少得痛风。有人说这跟她们的激素有关，就像你很少发现有秃顶的女性一样，女人掉头发总是几根里面掉一根，顶多是稀薄一些。男人掉头发则是一片一片地掉，是会成秃顶的。也有人说可能跟女性每个月一次的排血机制有关。她排出的血不管多少，总是会刺激她制造出更多的血，来维持血液循环。

这件事情给我一个启示：是不是应该定期去献一些血？

有些人经常流鼻血，我小的时候流鼻血，每个月定期会流一次，或者两次。以前很恐惧，害怕自己会因为流鼻血流死，后来发现自从不再流鼻血之后，就出现了痛风和血黏度增高的情况，当然两者不一定直接相关，但我隐隐觉得它有很大关联。我以前一直在流鼻血，流得不多，流完了之后神清气爽。我从青春期开始一直到大学，乃至工作之后都一直会定期流鼻血，以至于常常被同事嘲笑，说我其实是一个身体里面装着女人的男人，为此我觉得羞耻。

有一位老领导很担心我，担心我在做电视直播的时候，播着播着突然鼻血就流了出来。他给我看一段视频：广东电视台就有一个新闻主播，有一天早上做直播的时候突然开始流鼻血，他以为是鼻涕，一擦结果擦得满脸都是血。老领导很担心我出现同样的尴尬。

于是他带我去了广州一家医院的耳鼻喉科，找一位有名的专治流鼻血的医生。去了之后这位老医生就很关心我，问到生活、工作，甚至还问了我的工资情况之类。他跟我一边聊，一边顺手很不经意地点燃了一个酒精灯，我也没有留意。然后他说，来，你把鼻子张开来，我给你做个检查，我就把鼻孔对着他，他说你把眼睛闭上，我就把眼睛闭上了。突然我感觉到他把一个什么东西放进了我的鼻孔里，然后我就闻到了一股焦焦的味道。我睁开眼睛一看，他手里握着一根铁丝儿。我说你做了什么事情？他说没什么，我帮你做了一个很小很小的小手术。

他居然把铁丝在酒精上烤熟了之后，伸进了我的鼻孔，把我鼻子里面的毛细血管全给烧了一遍，不是很疼，在没有打麻药的情况下就完成了这件事情。

我还没有来得及哭，这个手术就做完了。然后他说你可以走了，从此我大概就每5年才偶尔流一次鼻血，而且流得很少，且还是因为鼻子太干，自己给碰坏的。

鼻血不流了，我的血黏度开始变高了。这个事情，我不能说它有任何医学上的道理，也不能说对于普适的健康问题有什么参考价值，我只是把它当作一个亲身经历的故事，分享给大家听。有很多事情，你不能单纯从一个点来看它。也许对于我这样的体质来说，每个月定期流次鼻血，是很重要的身体自我平衡机制。

我们的身体太聪明了，充满了智慧，它会以各种方式来让自己活得更好。

所以，当我儿子现在也像我当初那样经常流鼻血的时候，我就会跟他讲这个故事，让他不用害怕，我告诉他：流点鼻血可能是自我保护机制，不见得是坏事，只要不太过分。以我对你的观察，每个月可以有这么多的额度。

改善血液循环是改善睡眠的一个重要途径

本章开头，我说过我通过手持无线发射仪，让自己结团的血红细胞展开了。在本章结尾，我想用一个故事做出呼应。

这个故事说的是有一个美籍华人，在硅谷创业，挣到了不少钱。但他的家族有一个奇怪的心脏方面的病，就是到五十多岁，人就会发病去世。他从小开始，就这样眼看着父亲母亲、哥哥姐姐都在六十岁以前因为心脏病逝世。

在他四十多岁时，他的心脏也出现了问题，他很害怕，觉得自己可能命不久矣。于是就把公司卖了，回到中国做各种研究，不管西医还是中医，气功、刮痧、针灸、汤药他什么都试过。有些时候有点效，有时候没什么用。他觉得不能在这种不确定当中等待着那个时刻的来临。他很害怕，于是回到了美国继续研究这个问题。

他偶尔看到了一篇学术论文，其中阐释了一个机制：我们的身体受到伤害时，比如说被刀片割伤，大脑就会释放一种电信号，会调动血液以及其他功能去帮助伤口愈合，这是我们大脑会做的事情。但是慢性病，尤其血管慢性病，因为它长期受损，大脑对于同一个问题时间长了之后，就慢慢地不再释放信号去修复它了。

一样地，当我们的血黏度过高、血管内壁受损，这种很微小的、慢性的损伤，天天都在发生，甚至每时每刻都在发生时，大脑就会倾向于不再作出太大的反应。这个学术论文大概的思想就是这样。

于是，我的这个朋友就去研究到底这个信号的频率是多少，经过了反复的测试，终于发现了一个独特的频段可以用于修复血管，跟脑电波发出的信号是一样的频段。他就用这个原理，生产出了一款在美国通过食品药品监督管理局（FDA）测试的微电流频谱发射仪，那是一个独特的频段，他还把这个频段注册了专利号。

他结合中医理论，让患者把这个小芯片一样的东西，握在手厥阴心包经的主要穴位劳宫穴上面。它会对全身的血管发出一个频段，就像大脑发出的一样。血管收到这个频段之后就开始进行修复，并且调整频率。推荐给我的人，是我们的一个投资人，美国一家很大的保险公司的高管，他们使用这个设备去跟很多保险公司合作，发现它可以有效地改善血管壁问题，包括修复血管壁的损伤，改善血黏度的问题。

后来我们花了很多时间去做测试，发现它的效果的确很好，而且这款产品也的确在中国通过了相关的资格认证，已经作为专业医疗器械，用来治疗心脑血管疾病。

有趣的地方就在于，当很多人的心脑血管疾病治好后，超过80%的人，睡眠都相应地得到了改善。当我再见到这位先生时，他已经六十多岁了，满脸红光，如果我们俩拍张照，他会显得比我还年轻。

这件事，再次印证了我的推断：**许多人的睡眠问题，都与血液品质和新鲜血液的总量有很大关系。所以改善血液的质量，是改善睡眠的一个重要的途径。**

第四章
肾不强：中医的肾不仅指肾脏

第一节
你的肾气足不足？

压力大，是肾气不足的表现

开始做睡眠研究，尤其是从中医视角进行睡眠研究的时候，我请教了很多老大夫，包括李可老师。那时候我工作压力特别大，在互联网公司工作，经常还要对接美国那边的时间，再加上经常熬夜处理一些危机，所以睡眠特别差，脸是黑黑的、水肿的，显得很胖，大家都叫我小胖。因为睡得不好，第二天又总是强撑着，走进了恶性循环，身体各项指标明显出现各种问题，血压高、血脂高、尿酸高都出现了。

很多人都觉得职场上的男人是因为应酬多，大吃大喝导致了三高，其实不是。光是吃喝不足以导致三高，还要加上巨大的工作压力。一个人为什么会觉得心理压力大？

中医上说，一个很重要的原因是志气不足。**一个人志气足的时**

候，他忙于自己想做的事情时，是不会觉得压力大的。只有内在的动力小于外在的要求，他才会觉得压力大。如果你内在的志向很大，而外面没有机会给你的时候，你只会产生一种叫“郁闷”的感觉。早年刚刚进入职场，没什么机会做事情的时候，全是梦想，全是志向，那个状态叫郁闷。

话说回来，这个压力大，它其实是志向不足，或者志向相较于外界对你的要求，是不足的。在中医理论中，这种状况常常体现为肾气不足。后来我找到李可老师，我就说老师我这个身体可能不行了。结果李老师说你这身体底子还不错，主要就是肾气受到了一些伤害，我给你调一下。

我清楚地记得，那次他给我开了一张以四逆汤为底的方子。我人生第一次，吃完药之后，到了晚上9时就困得不行，第二天早上一觉醒来精神清爽，觉得好神奇。因为这个药是我自己抓的，我知道它有哪几个简单的成分，所以当时觉得怎么这么厉害，一副中药能够达到那么强的效果。

这张方子，可能是后来我在中医领域研究睡眠的一个重要契机。

中医里的肾

后来李老让我参与《圆运动的古中医学》的资料整理，我还没来得及做什么，各位师兄已经整理完了。我第一次拿到这个文件，是存储在一张3.5英寸软盘里的，这种软盘的容量只有1M多。那时候的电脑叫“486”，带软盘驱动器。

当时李老用很凝重和神圣的语气告诉我：这是我们古中医学派的核心内容，你好好看一看。我看了，没懂。

又过了一段时间，出了一本书叫《圆运动的古中医学》。李洪渊大夫是主编，还有孔乐凯、陈长青、吕英老师，后来都各自在一方成为著名的中医大家。

《圆运动的古中医学》的“古方中篇”里讲到了睡眠。在讨论酸枣仁汤的使用和推论这两节里面，讲到了胆的问题、肝的问题、血的问题，但是它对于肾的问题的强调，其实占了很大的篇幅。

其中有一张方子叫健步虎潜丸，是朱丹溪的名方，专治因年老或早衰而出现的失眠状况。这个方子专门从固精强肾的维度对失眠做了阐释。现在这个方子已经不应该用，也不可能合法地使用了，除非使用人工替代品，替换其中的一个成分——虎骨。

但这个方子的基本策略很值得我们研究，那就是加强对肾功能的修复。

中西医肾概念的异同

肾，作为人体重要的器官之一，在西医的角度，肾的作用主要是排泄体内废弃物，促进新陈代谢，维持体内电解质稳定和平衡。在中医的角度，肾的内涵更为宽广，不仅仅是西医所讲的肾脏，肾的功能也包括了生殖系统、泌尿系统、造血系统、内分泌系统及物质能量代谢的功能。

肾藏精，主发育与生殖。在整个生命过程中，正是由于肾中精气的盛衰变化，而呈现出生、长、壮、老、已的不同生理状态。

肾主水，主津液。肾具有主持全身水液代谢以维持平衡的作用。一方面，肾的阳气把经胃受纳、脾运化、肺宣降的水液蒸腾气化以分清浊，清者濡养机体，浊者排出体外；另一方面，肾与膀胱相表里，肾对膀胱的气化作用，主持尿液的排泄。故肾中精气的蒸腾气化，实际上主宰整个水液代谢。

肾主纳气，有摄纳肺气，促进吸清呼浊的作用。人的呼吸由肺，但吸入之气必下达于肾。

肾主骨，生髓。肾中精气具有促进骨骼增长和发育的作用。

中医的肾病大致分为肾阴虚和肾阳虚。肾阴虚，简单而不精确地说，主要是指肾功能的物质基础的缺乏。肾阳虚更多涉及肾脏以及膀胱、子宫、骨髓、脑髓这一部分所应该发挥的功能以及肾的气化功能等，是一个模糊而宽泛的概念。

后来我采访中国工程院的郭应禄院士，他很详细地从西医角度给我们描述了肾的作用。

站在现代科学角度上来说，肾主要指泌尿系统，它负责过滤血液中的杂质，关键是维持体液和电解质的平衡，最后产生尿液，使其经尿道排出体外。它还具有内分泌的功能，以此来调节血压，同时它还分泌一些特殊的酶和激素。

肾的血液流量占到全身血流量的20%～25%。一般来说经过肾脏的水和血液，96%以上会重新被吸收。一个正常人一天的尿量大概是1500毫升，大概每天分4～5次排出，多于8次叫尿频。在流经肾脏的时候，葡萄糖、氨基酸、维生素，还有蛋白质，几乎全部会吸收。肌酐、尿素、尿酸和其他代谢产物就会随着尿液被排出体外。

肾小球会把身体里面的大部分的钠、钾、钙、镁、碳酸氢、碳酸磷等物质都回收。如果肾功能出现问题的话，那么这些物质不能被有效地回收，或者有相当的部分就会随着尿液排出，甚至还有一些蛋白质也会因此流失。

第二节
肾在控制全身各项指标平衡方面起着重要作用

要补肾，先补“肾漏”

在中医里，上述排出的过程就叫“漏”。我们常常说人要“补”，好像觉得要加点什么才能补。其实补的第一层含义，是防止“漏”得太多。就像锅，你得首先把破了的锅底给补上，然后再往里加水或汤，它才会继续煮，否则就没有意义。

我们大部分人讲的补，都是“进补”，都是格外往里再添加东西。我们常说这个人缺乏维生素、缺蛋白质、缺氨基酸，然后就通过饮食去增加。但是我们都忽略了一件事情：很多人在把肾的功能补足之前，没有做好调节，没有完成真正的“补”的过程，结果导致“漏光”，撒出来的尿一看就很多泡泡，像营养丰富的啤酒一样。

这种情况，用中医的话来说就叫“漏精”，就是精华被漏掉了。因为这些精华被漏掉，所以没有足够的比例回到血液当中和身体里面去发挥作用，尤其是分泌各种激素，控制全身各项指标的平衡。在这些方面，肾脏都在扮演非常重要的角色。

肾有重要的“蒸腾”作用

还有一点我在前面提过。著名的中医大家倪海厦老师，在一个学术会上就讲到，他认为肾脏有个功能是把过滤的水以弥散状重新供到血液里面，它不仅仅是简单地把水分变成了弥散状，而是把水的分子变小了，更重要的是，让水形成了某种类似于水蒸气的状态。水以这种状态在身体里面，和其他的体液不同，可以更好地推动血液的静脉回流，也就是中医及道家经常讲的一样东西叫“气”。

我们在上一章里也提到过，这个气其实是推动整个身体里面的血液循环、水液循环，还有淋巴液循环的一个基础，它就像水蒸气一样从下往上升腾。这个功能非常重要，因为只有足够多的水蒸气升腾上来，才能帮助人的心脏远端的这些水、气、血回流心脏。

这个水蒸气去到肺以后，会与吸入的冷空气相结合，冷凝之后，就再次像降雨一样，把上半身的热往下带，这个过程，《道德经》里叫“人法地，地法天，天法道，道法自然”，人的身体就像大地一样。所以《圆运动的古中医学》里面称，膀胱这部分功能叫作太阳寒水。

我以前总是不懂什么叫太阳寒水。太阳寒水的意思就是阳气对水进行了加热蒸腾之后，它从水变成水蒸气。这个过程中，太阳加寒水，简称太阳寒水。所以那些上面上火的人，就是因为蒸腾上来的水蒸气不足了，再加上吸入的冷空气不够多，就不能有效地把人的心、咽喉、面部的热往下引带，从而形成上火。

所以为什么说肺主肃降，其实说的就是肺的功能是把水蒸气变成冷凝水。这很像空调，冷凝水是从上往下流的，类似把人上半身的热量往下传递。因此我们常常会发现那些肾功能不好的人，更容易出现牙龈肿痛、流鼻血、脸上暗疮、眼角发红、高血压等，我们称之为“热象”的东西。

我在学医的过程当中，李可老师反复强调，他说很多火都属于虚火，原因是它并非真正意义上是由受热而来，只不过是这个热无法下降导致的。它的表层原因是肺功能变差，底层原因是肾功能变差。

在冷凝机制没有受到影响的情况下，本质问题其实是升腾上来的水蒸气过少导致的。水蒸气蒸腾上来少了之后，肃降下来的冷水就少。肺吸入冷空气而形成冷凝水，在肌肉和筋膜之间逐层往下渗透的过程当中，如果不能够有效地被蒸腾回去，就会出现两种情况：经常坐着的人就会出现阴部潮湿、瘙痒；经常站着的人或者走路多的人，这个水就继续往下走，到脚下，变成脚肿、脚气。

特定症状对应特定经络

特别有趣的是，有过脚气、感觉脚痒的人都有一个很奇怪的经验：都说脚气是因为有细菌，这个不可否认，但为什么同样两只脚都有细菌，右脚会比左脚痒一点？按道理说不应该。

再就是，有时候脚趾缝特别痒，有时候脚板底特别痒，有时候脚跟特别痒，有时候脚内侧特别痒，有时候又是脚外侧特别痒。按道理说，整个脚的细菌都应该是一样分布的，如果潮湿，就都潮湿，为什么在特定地方特别痒？

其实是因为经络走不通。你买一张经络图，可以看到脚内侧通常是脾经走的位置。如果脾经不通，或者处于从通走向不通这个过程里，脚内侧就会痒，其实是气血不通导致的。

从中医的角度说，痒是一种小痛，就像笑是半哭一样。我们看过爸爸把小孩抛到半空中，再接住，孩子突然会嘎嘎地笑，那是因为笑在哲学上来说，是一种由于恐惧的哭，但在马上要哭时的一种瞬间释放，所以笑叫小哭；而痒是还没有到痛的状况下的半痛状态，道家称之为小痛。

痒叫小痛，那怎么会痛？中医说痛则不通，通则不痛。**不是很通，但是没有完全堵住，也就没有达到很痛的地步，它就表现为小痛，尤其是表现为痒。**脾经不通，湿气阻塞，就会在脚的内侧痒，脚跟痒是肾经和膀胱经不通，脚趾痒是胃经不通，而脚底痒，也是膀胱经和肾经不通，还有脚板的外侧痒是胆经不通。

我在跟师学习的跟诊过程中，经常发现许多湿气很重的人都有脚气，都有很痒的问题。我当时就问过一个问题：同样的湿度，按道理说细菌都是弥散式分布的，为什么特定的地方痒，旁边的地方就不痒？

我当时提到这个问题的时候，老师还表扬我，说“处处留心皆学问”，别看是脚痒这件事情，其实包含了很深刻的经络知识。

简单而言，肾脏有几个主要功能：

第一，储藏精气，为人体的生殖、造血、生长发育、防卫病邪制造物质基础。

第二，平衡身体水液代谢，与膀胱合作，排泄尿液。

第三，负责纳气，协调呼吸运动。

第四，促骨生髓，养脑益智。

第五，促进头发生长。

第六，肾气通耳，可以控制听力。

第七，控制二阴的开合。

第三节
肾不强，全身各功能都会变差

肾虚会使人湿气重或缺气

说回来，那为什么这些水气不能在下降中蒸腾回来?

还是因为肾功能不好，导致那些本来可以被身体转化利用的水，不能有效地被重新吸收。如果它不能被身体内部吸收，变成水蒸气，又不能够排出体外，就会出现中医称之为“湿气”的状态，弥散、停留在身体的各个经络当中。换个更标准的说法，它就会停留在不同的肌肉和组织液当中。

不同的肌肉和部位，对应到中医的经络，总会有一些相应的症状。也就是说，特定的部位，特定的肌肉，总是有特定经络经过，所以不管是麻、痛、肿、痒、疮，还是其他各种情况，你除了从肌肉、筋膜、骨骼的维度看，还可以站在经络这条线上来看种种问题。

肾虚就会导致我们刚才提到的问题：第一个情况，对肾控制不好的人，就不能很好地排尿，或者不能很好地把水排出去，就会形成水肿；还有一种情况就是尿频，这其实都是肾功能失常的表现。

这两个问题继而造成了两种不同的问题：如果不能够有效排泄，就会导致湿气重；如果排泄过多，就会导致身体缺水，或者更准确地说，是缺气。而且因为肾把水变成原尿，大部分的原尿又要重新回到静脉，被身体吸收，小部分的原尿进入膀胱。如果这个过程中比例失衡的话，就会导致更多有效物质流出体外。

另外，现代医学证明，肾脏功能对于全身的电解质和酸碱平衡的影响是非常巨大的。

睡眠差和生殖功能下降

还有一点，站在中医的角度看，肾如果亏损，还会导致生殖功能的下降。中年人都有这样的日常经验，当因为肾气不足而导致睡眠不好的时候，还会伴随着另外一个结果，那就是早上醒来的时候“垂头丧气”。这是睡不好，还是肾功能弱的表现？

其实，睡眠不好和“垂头丧气”这两件事情只是相关关系，而不是因果关系，其共同原因是肾功能不好。

有很多人以为是因为睡不好，所以不能“生机勃勃”，其实是因为肾气不足，也就是肾功能不好。

通常肾虚导致的失眠患者，还伴随着以下症状：耳鸣，头发开始变白、变枯、脱发等。这时你用手摸两个肾的位置，温度经常是比较低的，因为它的活力变差了。

比如现在你用手去摸自己的双肾部位，感觉自己手烫，说明你的肾温度偏低。如果肾也很热，你不会觉得手热，所谓“没有比较就没有伤害”。

所以当你的手摸着两个肾的位置，觉得热气传导过去就很舒服，说明你已经开始肾虚。

为此我还专门摸过我儿子两个肾的位置，手的温度和肾的温度是一样的。而一般中年人摸到自己的肾区，都是手显得热一些，肾显得冷一些的。很明显吧？

健身 *TIPS*:

自身热传递

有一种健身的方法：把手搓热之后，用手的温度去烤热自己的肾，这样也算环保，关键它可以达到水火既济的作用。因为手掌心走的是手厥阴心包经的位置，手掌的劳宫穴就属于手厥阴心包经上的穴位。肾气不足时，往往会导致心上的火不能够收敛，继而形成高血压的前兆，所以高血压的人手掌心乃至上半身温度偏高。

所以用自己的上半身的热在身体外部与下半身进行交流，其实也算是自身的水火既济。有人开玩笑说，其实最好的方法就是晚上睡觉之前，用自己的掌心去搓脚心。这个动作从本质上来说，也是水火既济，就是把自己的心火与肾水进行调和。但是这个动作持续做很累，很难坚持。

影响脏腑的热循环

肾的活力变小之后，它的运动不够，相应地，血流速度降低，处理能力和功能变差，都会导致温度变低，所以小腹也开始变了。因为肾的前半段和肠道之间是相互影响的。有些时候是因为肾冷导致的小腹冷，有时候反过来，是小腹，即丹田附近肠道的温度变低之后，导致了肾冷。这个要在临床中去看到底是什么原因。

在中医里，胃气下降是重要的热量通路。我们上半身的热量除了通过水往下走之外，也通过中间的食管一层层往下传递。

跟很多学西医的朋友沟通的时候，他们嘲笑我，说中医讲起来太玄。我说，如果不通过这个理论，很难解释为什么在相隔不远的地方，温度差别有那么大。你用同一只手触诊，去把整个正面的皮肤摸一遍，你会明显感觉到部分位置的温度就是低很多的。

五行里讲“金生水”，除了肺经“天一生水”，生的是天水之外，大肠经也会产生肾的热量。如果大肠不够热，会导致肾脏温度降低。所以很多有经验的老中医治肾，不直接开治肾病的药，会去摸一下患者的丹田，如果冷，直接灸丹田，把肠道灸热了，肾气也起来了。

小腹里面就是大肠，大肠温度太低的人还会伴随着一个情况，就是便溏。当年我在采访徐文兵老师讲《黄帝内经》的时候，他打了一个非常形象的比喻，他说这些“黄金”在大肠里面渥堆，如果温度过低，就不能把水控干，所以出来就是稀的。相反温度高的话就可以。换句话说，温度足够高，微循环就好，就可以有效地把这些水给控干。干了之后，粪便容易成形。

***TIPS*:**

如何治疗腹泻

治疗便溏，就是我们说的拉肚子，有一款中成药叫附子理中丸，它包含了四逆汤的成分，另外还加了燥湿利水的白术和健脾补气的人参。所以，治疗范围比四逆汤还要广泛，尤其是阳气不足、阴气过盛引起的问题。这种人主要表现就是怕冷，特别是腹部。腹部虚寒的表现首先是腹泻，所以要用上附子来温补脾胃这个阳气，散去寒气。

还有一种腹泻是“五更泻”，就是早晨起来就要泻，严重的是清晨5时刚醒来就得去厕所。这是由于脾肾阳虚导致的。治疗这个“五更泻”，有款中成药叫四神丸，成分是补骨脂、大枣、肉豆蔻、吴茱萸、五味子。如果是长期清晨腹泻，最好是附子理中丸和四神丸配合着吃，可以增加温补的力量。

所以，只要观察一下肾脏和大肠之间的位置，就会知道两者除了现代医学看到各种的关系之外，其实有一样关系是被大家忽略的，就是温度的传导关系。大肠的温度降低，会拉低肾脏的温度，肾脏温度降低也会拉低肠的温度，所以它们之间相互作用、相互影响。

后来我在一本日本的讲生命科学和养生之道的书里看到一段文字，一个日本老先生讲怎样保持身体健康，他的秘诀就是泡澡。

他泡澡和别人不一样。一般中国人泡脚，就泡脚本身，连踝关节都泡不到。他说这其实是不好的，要泡就应该坐在浴盆里，泡到肚子以上的部分，但不要泡到心脏部分，泡到心脏部分会导致高血压。就坐在浴缸里，让水的温度改善下肢的温度。而且泡澡可以改善肾、大肠、大腿、小腿、脚的血液循环。

但有一个非常重要的步骤一定要补充说明，**泡完澡以后一定要用干毛巾把皮肤完全擦干，因为水分没有擦干、渗入皮肤的话，会导致水在皮肤表面汽化的过程中带走更多的热，得不偿失。**血液循环改善了，就有利于血液的分布，促进血液从上半身向下半身走。

现在很多人平常不怎么运动，但是很喜欢说话，很喜欢思考，很喜欢看各种有意思的东西，经常生气，不停吃东西。这一切都需要气血来支撑，需要能量和营养，所以血液就容易较多地分布在上半身。

我们常听中医说这个人“上下不交”，说他上热下寒，他自己也能够清楚地感觉到，身体的横膈膜以下是冷的，横膈膜以上是上火的。我们抛开中医很多很经典的说法，简单从物理的角度来说，改善血液分布和血液循环，是有助于改善这种情况的。

这也就是为什么很多人在睡觉之前泡脚、大腿，甚至泡澡，会睡得很好，因为这时候血液就会被引向身体下端。还有很多人在脚底板贴个热敷条、灸，原理都是一样的，引气血下行。

早年我看中里巴人先生讲治疗失眠，他建议用“金鸡独立”的姿势来改善失眠问题。我一直不理解这个原理，现在想来，其实跟刚才提到的原理是一模一样的。当你一只脚站立的时候，你不得不专注于那只站立的脚。

练家子都知道一句话叫“意到气到”，当意念到那里的时候，气血就会朝这个方向走。所以当你的意念一直关注脚下时，气血也是往下走的。气血下行，更多地去到腿上，上半身的血就会减少，所以它就既能让上半身不那么兴奋，又能让下半身循环得以改善。

我们都知道，一个人在夜晚睡眠当中，很重要的事情，就是身体的大部分血液应该回流，要更好地经过肝脏，让肝脏去对血进行处理，这是一个简便的方法。我们还知道，肝脏是我们身体里最大的解毒器官，体内产生的毒物、废物，还有从外面吃进去的东西，特别是大量的药物等，也必须靠肝脏解毒。

那么当一个人晚上睡觉的时候，如果血液能够更好地从横膈膜以上的部分回流到内脏，尤其是回到肝、肾，那么他的血液就会更干净一些。可以设想一下，在夜晚睡眠时，身体可能做这两件很重要的事情：

第一件事情：大脑处在睡眠当中时，会让白天脑细胞工作所产生出来的垃圾，也就是淀粉样蛋白，随着脑脊液流出大脑。必须要在睡眠过程当中，细胞与细胞之间放松了，它才能流出来，进入淋巴和血液循环系统，然后被代谢出体外。如果没有睡着，这些东西就会一直停留在大脑里面，它就会沉淀成为β-淀粉样蛋白，而β-淀粉样蛋白与阿尔兹海默病的形成有关。

同时在发生的第二件事情：晚上血液会从大脑、上身和体表回流到肝、肾。如果有足够多的血液流过肾脏，肾就会更好地工作。如果肾气够强，血液里99%的水流过肾脏，又重新被肾脏吸收，那么其实流到膀胱里的尿是少的。而如果这个功能变差了，就有更多尿液没有被身体吸收，从而进入膀胱。

于是很多肾气衰的老年人就会尿频，晚上被尿憋醒，起来夜尿。我发现练习道家功法的人都有一些奇怪的动作，摇胯、摆胯，还有提臀，这些动作都有一个重要的功能，就是锻炼肾脏及周边的肌肉。

比如有人练功的时候，有这样一个动作：脸和肚子贴着墙，然后上下移动，这样你的腰就要往肚脐前方去倾斜、挤压，变成更大的“S”形，才能贴住墙面，上下移动。这实际上是用外力去挤压肾脏，令肾脏做被动的运动。

站在中医角度，补肾不光是补肾脏，它也是透过肾功能的调节，令骨髓的造血功能增强。我们都知道人到了一定年龄之后，新鲜血液主要是靠骨髓生成，肾也参与了这样一个工作。

补肾可以改善呼吸

我在一本古医书上看到，判断一个人是否是呼吸暂停时，要注意区分两种情况。一种是吸进去的时候卡住，呼不出来。还有一种是呼完之后卡住，空气吸不进去。呼不出来，主要是心肺问题；吸不进去，主要是肾的问题。所以同样是打鼾、呼吸暂停，要看是吸气吸不进去，还是呼气呼不出来，各有各的治法。

中医认为吸气吸不进去，主要是肾气的问题，肾不纳气。西医可能有另外的解释，不过我关心的不是具体原因，而是它能否提供一种思考的角度，然后我们用实践去看，透过中医的补肾方法真能改善呼吸功能？事实上10年间，我开正安中医的12家诊所，大量的医案证明，经常有通过补肾来改善睡眠呼吸功能的例子。

通常因为肾脏问题而导致的失眠，还会伴随这样一些症状：第一是水肿，尤其是眼睑和足踝，上下眼睑水肿，足踝水肿；第二是高血压；第三是腰腹疼痛；第四是血尿；第五是蛋白尿——撒一泡尿，跟啤酒一样泡沫丰富；第六是尿路感染；第七是小便深黄色，或者是小便时刺痛；第八是小便不顺；第九是尿液突然增多或者减少，或者突然出现夜尿。

前面我们提到，通常老中医在讲肾虚的时候，实际上隐含这几种可能：肾阴虚、肾阳虚，或者阴阳皆虚。肾阴虚，即让肾功能发挥作用的物质基础变少。

通常一个人正常饮食，是不会缺少物质的，只有一个可能就是上面提到的“漏”。肾阳虚，是指肾的做工不够有力了。至于肾气太足的情况，除了童男童女，一般是没有的。如果过强，有些时候也是肾阴虚表现为的相对性的亢症。

***TIPS*:**

肾可以改变红细胞数量

2019年诺贝尔生理学或医学奖揭示了人类和大多数动物如何感知到缺氧并开始通过增加红细胞改善缺氧状态的原理。研究发现人体几乎所有组织中都存在氧感应机制，而不仅仅是在通常产生促红细胞生成素（EPO）的肾脏细胞中。由此我们可以知道，全身都可以不同程度的感知体内氧气状态，然后“通知”肾分泌促红细胞生成素，在骨骼中进行下一步造血工作。所以每当夜晚睡眠时缺氧，身体会首先启动这种代偿机制，这也是为什么有些人已经出现了呼吸暂停，但是血氧含量变化不明显的原因之一。

对此，我们可以联想一个问题，如果缺氧就增加红细胞，长期如此会不会造成血液黏稠呢？我观察到这样一个现象，有的人血液在显微镜下看，红细胞很多，但是连成一片，并且都是正面与背面连接，我们都知道红细胞是两面凹陷的椭圆形，这样便于吸纳更多的氧气，红细胞的90%由血红蛋白组成，通过肺小球取得氧气后，流向全身交换物质，当他们黏在一起时，这种能力就会下降，此时如果单纯补充红细胞，可能不是最好的供氧方法。在经过艾灸、刮痧、拍打等中医疗法后，我们再观察血液情况，会发现有一定程度的改善。

当然红细胞携氧量下降还可能是自身血红蛋白质量出了问题，所以在具体治疗前，一定要联系医生诊断。

总结来说，一个良好的肾可以帮助我们调节红细胞数量，但是过去调动代偿机制可能会在身体里堆积新的问题。所以我建议每个人都要注意观察自己身体的变化，多学习一些相关补救的方法，下节，我就把汇总的强肾方法分享给你。

红细胞状态识别小常识：

新鲜单个的红细胞是黄绿色；

许多红细胞重叠在起就会呈现深红色；

携带氧气后会呈现鲜红色；

携带二氧化碳后会呈现暗紫色。

第四节
强肾的法门

几种食补建议

《圆运动的古中医学》里面有一个滋补肾阴的方子，用海参炖猪肉，大补肾阴。海参是一个很神奇的东西。我在加拿大见过一种从北冰洋里捞上来的海参，其形状栩栩如生，极具象形功能，让人赞叹。

同时还有一样补肾的佳品，叫作肉苁蓉。我在新疆的一个药酒店看见过他们用肉苁蓉泡的酒，天哪，长得就像一根完完整整的、植物的阳具。很多人都嘲笑中国人的这种象形思维，觉得这个以形补形很不靠谱。但是以前我们去新疆的时候，那个新疆导游跟我们开玩笑说：我们这个肉苁蓉，男人吃了女人扛不住，女人吃了男人扛不住，男人、女人都吃了，床扛不住。当时我们哈哈大笑，觉得略显低俗。但是同行的几个朋友，那天晚上喝了用肉苁蓉泡的酒以后，浑身燥热，极其亢奋。后来大家都谈此色变，再也不敢吃了。

补肾的食物还有几样很有意思，一个是牛骨髓，它有补肾益髓的作用，《本草纲目》上说它润肺补肾、泽肌悦面，就是会让脸色变得很好，对于肾虚羸瘦、精血亏损者尤为适宜。

羊骨头也是这样的一个作用，尤其是羊蝎子。早年我第一次到北京来读书，看到满大街都是“羊蝎子”。《本草纲目》说，羊脊骨补骨虚，通督脉。唐朝的《食医心鉴》里面还介绍说，肾脏虚了，腰脊转动不得，很疼的时候用羊脊骨一副，捣碎之后煮烂，光吃这个就行。

猪肾，就是猪腰子，也是非常补的，但是它性味寒凉。《圆运动的古中医学》里面讲，可以把猪腰划出若干口子，在里面塞上一些姜末，拿去烤来吃。我们去吃烤串的时候，喜欢吃烤羊腰子，其实也有类似的功能。虽然有点膻，不过吃完之后，你还是觉得有一种隐隐约约的满足感和兴奋感。

推荐两味中成药

中医有很多中药补肾的方法，都需要辨证论治。因为每一种药的作用都不同。在我看来，有两味平和的中成药，很值得跟大家推荐。

一味是广州的老药厂陈李济出的“壮腰健肾丸”。它用了很多有趣的南方草药，其中有一味药叫黑狗脊，它不是真正的狗脊，只是名字叫黑狗脊。我回家乡扫墓的时候，看过农民从地里挖出来的一个，它其实是一个树根，但是这个树根有绒毛，你把那个树根放在那，就像一条栩栩如生的狗一样。还有一些其他的，像黑老虎，这些实际上都是植物。

另外一味药是李可老师介绍的，他说很多人到了中老年之后，只要出现了以上那种肾虚的情况，都可以经常吃桂附地黄丸。地黄这个东西很有意思，它有种极其强大的、把土地里所有营养物质和矿物质全部吸收上来的功能。种过地黄的土地，两年内都没有办法再使用。矿物和土地里面的营养物质、微生物全部被它吸入，变成了它的一部分。

中医上的做法是把它九蒸九晒。怎么做呢？就是拿地黄和黄豆一起蒸。我们知道黄豆有大量的蛋白质，蒸完了之后把它晒干，然后再撒上一层新的黄豆，再蒸，再晒。重复9次之后，地黄就从生地黄变成了熟地黄。这个熟地黄又黑又糯又软，很香，是一味非常滋补肾阴的药。如果以地黄为主，加上其他几味药，就叫六味地黄丸。

其实很多人除了肾阴虚之外，同时还兼肾阳虚。桂附地黄丸就是在六味地黄丸的基础之上加了两味药：肉桂和附子。肉桂有很好的扩充血管、改善血液循环的作用。去星巴克喝咖啡的人都知道，在那里有一样东西可以撒在咖啡上面，叫肉桂粉，这个肉桂粉就是肉桂磨成的粉。为什么很多人早上喝撒了肉桂粉的咖啡之后觉得兴奋？因为他血液循环改善了。

附子这味药专温肾阳，提高肾的功能，力道非常强劲。《神农本草经》里面说它有强大的温养功能，不过它的温养功能在某种程度上来说，称得上是一种微创。就像《反脆弱》这本书里面讲的原理：你要让一个东西变得强，可以给它一些轻度刺激和伤害，这样会激发起它自己的活力和功能。

再比如《君主论》这本书里面就讲过，一个国家出现一些内部混乱的问题时，君主会制造一些对外战争，用这个方法来团结内部的斗志，加强国家的活力。

附子这味药有一点点毒副作用，其实是对肾脏的一种刺激。它令肾脏加强了自身免疫功能的调节，所以这味药是不能经常吃的。药典里面要求每副药中，附子的剂量要控制在9克以下。当然在同仁堂等很成熟的成药体系里面，它已经做了充分的药毒处理和剂量的控制，所以是很安全的。

用药见效后，要迅速改用物理疗法

在我所知道的所有补肾方法里面，经常吃各种药物的方法，其实对肝肾功能还是有影响的。无论是中药、西药，经常服食还是会有毒副作用。

所以我常常建议我们的大夫跟患者：短期之内可以用药，当解决了一些症状之后，要迅速改用物理疗法，类似于像针灸、理疗、推拿、按摩等。再过一个阶段，这种被动的外力，被动地加强循环的方法也应该减少，最后要敦促这个患者用自己的锻炼来改善。

通过锻炼来补肾，最好的方法，居然是两个你想都想不到的简单方法：**一个是撒尿的时候咬紧牙关，另外一个是没事的时候做提肛动作。**等公交、看电视，站着的时候做提肛动作，这样可以改善下焦的压差，令肾脏在内部空气压差的按摩之下产生运动。

还有一个特别有意思的方法，是当年我跟一位道士学的。这位道士跟我说，很多人打完坐之后就算完了，就走了。其实这是非常浪费的，白打了。我问怎么才能不白打，他说打完坐、站完桩以后要做一件事情，就是用自己的双手按住小腹，然后向里吸，让自己的整个的小腹腔一直往里挤，然后收紧二阴，总之要很紧很紧，紧了之后停一停再紧，数三十六下，“啪”一下子放松。我说这有什么作用？他说你练这个，过段时间就能看到自己肾气的提升。

我后来琢磨了一下，其实这个原理很简单，你用这种主观意识的方法去挤压，让它处在高度紧张状况，再突然一下放松，血液会迅速被吸入盆腔，然后再挤压再吸入。用这样的意念加呼吸导引的方式，改善这个地方的血液循环。

明理，而后随机应变

我们说理、法、方、药，任何事情要明理，明了这个理以后，其他的方法都是随机应变的。我刚才讲到这种不断地提肛，或者是不断地挤压自己，让自己腹部收紧，然后突然放松的方式，原理就是改善你的肾脏、膀胱，以及整个下焦，也就是传统上称为肾的整个系统，包括生殖系统的血液循环。

替代疗法就是经常要泡澡，不是泡脚，是肚脐以下的部分都要热水泡，这是一个很重要的方法。如果实在不行，起码应该经常对那个地方进行艾灸，改善循环。但是这些东西都是外力，都不如内力的改善来得有效。

强肾是改善循环、杜绝早衰的根本之道

再次总结一下，在中医里，肾是一个更宽泛的概念，它包括物质，也包括功能；它包括肾脏，也包括膀胱，还包括脊髓。所以中医讲补肾，都讲究先补后健。先补，先把漏洞补上；后健，再提升它的循环。好的肾功能可以改善全身的循环系统，尤其是水循环系统，也改善身体的静脉回流，也就是血液循环系统。只有在循环系统比较健康的情况下，身体才能在夜间血液循环变慢时，仍然有足够的血流量和循环速率，令身体不至于缺氧，这和我之前讲的胃是一脉相承的。

只有比较健康的肾功能，才能令尿液生成量正常，而不至于太多。从晚上10时开始睡，如果尿液生成过多，到了早上三四点钟就已经很多了，就要“活人被尿憋醒了”，这就是很多老年人睡不好觉的主要原因。所以中老年朋友的睡眠问题一定要从肾论治。

很不幸的是，别看现在很多年轻人表面上很有活力，好像神采奕奕，但其实已经出现了早衰的情况。喝酒喝得多，熬夜熬得多，睡眠不规律，平常工作压力大导致的气血循环紊乱，令很多人在30岁以后，就出现了各种情况的早衰。所以对一些看着很精壮的中青年朋友，你摸他的脉象，会发现他虽然有着一张三四十岁的脸，但是已经有了一副六十多岁的身体。所以对于这一类失眠，补肾、健肾的治疗方法才是根本之道。

第五章
光线：光是看得见的宇宙频率

第一节
光线不对，睡眠节律也不对

不同颜色的光对人有不同的刺激

有时候在北京开车，可以看见周围每个窗户出来的光都不一样，有些是黄色，有些是蓝色，窗里面的人却看不出来。很多所谓日光灯是蓝光，但里面的人觉得是白光。我在大学学摄影时接触到“色温”这个概念，当时用索尼BETACAM摄像机拍摄之前，先要找一张白纸对一下白平衡，校准之后拍出来的人脸才是对的，否则偏青或者偏黄。

其实很早之前，我们就发现不同颜色的光对我们的刺激各有不同。有一位道士跟我讲过，早上醒来后要让自己的额头对着户外天光。在他看来，早上的阳光和其他时间都不一样。他说早起之后用额头对着青天，一会儿你就觉得脑子特别清明，而且起床之后的那些困倦就会消失。而晚上睡觉之前，大家都知道要用一些色温偏暖，也就是偏黄的光。

现在还有一些灯会放出像篝火一样的光，并发出噼噼啪啪类似木柴燃烧的声音。我发现这个东西对小朋友的睡眠特别有帮助，尤其在冬天，室温不变的情况下你点那个黯淡的黄光，配合烧火的声音，好像会让人觉得温暖一些，并且似乎比纯粹的黑暗环境更容易令人入睡。

光线对于睡眠的影响很复杂。清晨，日出会提供抑制褪黑素的蓝光，而到了晚上，蓝色波长会散射并变得更加分散，让位给与日落相关的黄色、红色和粉红色。这种温暖的光线，因为不会触发黑视蛋白，故而可以让我们的身体产生褪黑素并轻松入睡。

晒太阳影响血清素和褪黑素

接着说褪黑素。大致来说，我们的身体日夜会分泌血清素和褪黑素。褪黑素是一个很神奇的东西。某年我在一个医学节目里采访一位老师，他跟我说褪黑素又叫魔鬼素。天黑以后，脑垂体会分泌更多褪黑素，让人产生睡意。很多人年纪大了之后，褪黑素分泌减少，就出现睡眠不好的情况。

有一段时间，国内卖得很火的一个保健品叫脑白金，本质上就是褪黑素产品。虽然大家都说它全靠广告宣传，但是能卖这么多年，如果一点用都没有的话也不可能。它其实就是给老年人补褪黑素。因为老年人自己分泌褪黑素的能力不足，补充一些，有助于睡得更好。而睡眠质量提高了，就能预防很多慢性疾病。

血清素可以提高我们身体的兴奋度。有很多研究都显示出血清素、褪黑素对于神经系统有影响，而两者都与光线有关，血清素日出而作，褪黑素日落而行，此消彼长。所以从这个维度来看，光线对睡眠的影响是很强烈的。

我们做过很多抽样调查，发现许多人的抑郁症、失眠都和一样东西有关：晒太阳晒少了。现在很多白领，天还没亮就挤到地铁里——像在北京，排过三列车才能挤上地铁，出了地铁就钻进办公室。办公室靠窗那边一般是老板坐的，员工晒不到太阳，等到下班时天已经黑了。所以基本上很多人一天都不晒太阳。

晒太阳有多重要？你看北欧国家福利那么好，生活水平整体比较高，但是为什么自杀率也这么高？也跟晒太阳晒得少有关。

有研究表明，在不考虑月份时，脑内血清素的转换，是受到光照度急剧改变的影响的，在强光照度的天气里，人体血清素转换值明显高于阴暗天。因此，光照对于血清素形成，以及几种独特的维生素的形成很有帮助，这些对于抵抗抑郁、对抗失眠是很重要的。

我个人也做过一些观察，包括在农村，你看下田干活的农民，很少甚至没有失眠的情况。所以对于有严重睡眠障碍的人，有一个很最简单的办法，就是到农村去住几天。

有一次我去青城山，从后山上去的，到晚上八点来钟，我在车里就感到了很浓的睡意，因为上山的路没有路灯，整个温度、光线都很适宜。**现代人最要命的问题就是光照时间增长之后，导致我们入睡时间变晚，并且入睡困难。**

必须睡够8小时吗？

说到此处我想插一句话。现在我们觉得每天晚上10时、11时开始入睡，第二天早上七点半起床，好像是一个天经地义的事情，其实不然。在16世纪以前，地球上还没有大规模地出现路灯，最早有路灯的是巴黎，他们当时是把蜡烛放在玻璃罩里面充当路灯，后来很多人家里也开始晚上点灯了。直到英、法等国进入工业革命时代，就必须让大家同一时间去上班，同一时间下班，因为这是工业化的诉求。所以才出现了一种情况，就是要求大家按时睡、按时起。

但在此之前，绝大部分人，包括巴黎人，都是天黑以后就开始睡觉的。但是不可能一直睡，很多人通常会在凌晨两三点钟醒来一次，爬起来祷告、喝点水、吃点零食，或者看书，2小时后再去睡。

这种睡觉方法就是分段式睡眠，曾经是人类主流的睡眠方法。所以现在很多人会晚上突然醒一下，他会很恐慌，觉得怎么就能醒呢？其实我认为这本质上是隐藏在人类基因里的一种表达形式，只不过有些人一直藏着，有些人这种基因表达被唤醒了。

光线甚至能影响人体菌群

说回光线对我们的影响。现在相关研究很多，角度各异，包括光线与褪黑素和血清素分泌的关系，与维生素分泌的关系，对动物自主神经系统和非自主神经系统的影响等。在我看来，简单地把光线和某些因素结合，然后去描述它对睡眠的影响，逻辑上讲不是特别全面。

我相信光照时间可能还影响了一样东西，这个东西是什么呢？来自以色列魏茨曼科学研究所的研究发现，微生物群的组成和活性表现出日常或昼夜节律，就像我们的生物钟一样。这些小生物每天从肠道内膜的一处移动几微米到另一处，然后再回到它们原来的位置。

这项在小鼠中进行的新研究揭示出，这种有时间规律的微小运动，通过将肠道组织暴露于不同的微生物及它们的代谢产物中，来影响宿主的生物节律。而如果把这些微生物的运动破坏掉，那就会对宿主的健康造成影响（这一研究成果发表于2016年12月1日的《细胞》杂志上）。

哪怕在没有光照的时刻，人体中的菌群也因为常年受地球公转及自转的影响，形成了自己的生物周期，也会有它自己的作息时间。所以光照对我们的影响，其实是非常强烈的。我想强调的是，我们现代人的睡眠问题，在很大程度上是因为电灯发明而导致的紊乱。

在更早之前，大部分人其实是跟随着阳光的出没而作息，所以才有了所谓“日出而作，日落而息”这个习惯。而且因为地球自然对人类这个物种的影响太久了，久到可能已经深入到荣格所谓的“集体无意识”中去了。用基因遗传学家的话来说，它已经融入我们祖祖辈辈的基因里面，甚至影响我们肠道菌群的昼夜节律。

标准化工作时间，违反人体内在节律

现在人类突然因为标准化的工作，由于电脑、手机和电灯的使用，整个节律是和我们内在的节律做对抗，继而出现紊乱。

我年轻时对光线不敏感，可能那时身体的激素分泌浓度够。我总希望家里面很亮，这样看东西、玩游戏都方便。可我发现家里有个习惯，到了晚上八九点钟以后，就把家里灯关得很暗，就一两盏灯。好几次我从外面应酬完回来，我妈守着一个台灯在那儿等我。我就说家里又不是没钱，搞得那么惨兮兮干什么？把灯光搞那么昏暗，要么你就关灯去睡觉，要么你把灯都打开，显得这个家里明亮一点。我妈当时也没法驳斥我，她只说她觉得太亮了不舒服。

这个事情给我留下了很深的印象，后来到了我四十几岁，有一天突然发现，我到了晚上之后，下意识把灯都关得比较暗，只留一两盏，好像是自己的身体在要求：到了9时以后，房间还那么亮，真的好难受，像是一种被灯炙烤的感觉。睡觉之前很早就要把灯调暗，夜里才能睡得好。

褪黑素的分泌会随着年龄增大而减少

这是为什么呢？有位学脑科学的朋友跟我说，因为我的褪黑素分泌已经不像年轻时那么有效了。换作小孩子，再兴奋、再高兴，给他戴个眼罩，或者把灯一关，5分钟之内他就能睡着，因为他的褪黑素浓度可以迅速让他进入睡眠。而年纪大的人褪黑素分泌很慢，浓度也不够，就得悠着点。比如打算在10时睡觉，7时就得启动“准备入睡模式”，就要让环境变得昏暗，让自己的褪黑素累积到一定浓度，再行入睡。

后来我理解了父母晚上把灯关暗，原来并不是图省钱，也不是源于早年的穷困经历——你知道我们这种出身寒门的人，总是有一种淡淡的自卑，担心父母这样省钱，会彰显出一种穷人的思维特性。后来发现其实仅仅是因为他们需要更长时间来累积褪黑素。

后来我们进一步了解，发现血清素和褪黑素之间存在转换关系，“日出而作”的血清素，在夜阑人静时就转化为褪黑素。如果血清素浓度不高，晚上褪黑素相应就少了。很多人就因为昼夜颠倒睡得不好，白天总是会比较困。就有一种行为疗法就是“扛着”，而且用较强的光去照他，这样到了晚上，他才有足够多的褪黑素来支撑这一晚上相对较长时间的睡眠。

稍微展开说说褪黑素。老年人有个特点，都是睡两三个小时就醒了，睡得也很浅。我认为可能还是跟自然分泌的褪黑素的浓度有关。我们也发现很多食物对于分泌血清素有帮助，而且它可以有效地帮助我们在合适的时候分泌出褪黑素。

比如最近我们找到一种豆，叫作花豆，它跟火鸡肉一样，富含色氨酸——有人说吃了火鸡之后很容易困，就是因为色氨酸。而我们说的花豆，色氨酸浓度比火鸡还高许多。我们一位同事就用了100克这种豆子来煮水喝。煮完水剩下的渣滓可以做成饼干，再加上一层面粉，也就是碳水化合物——色氨酸配合碳水化合物效果更好。这种饼干吃了之后，首先是帮助产生血清素，间接也提升了褪黑素浓度，增强睡眠效率。

关于光线，道家理论值得借鉴

说回光线。道家很多修行方法都是跟光线有关的。道家的人，自有一套话语体系以及逻辑和经验。我以前的师父张至顺道长说，**一个人最重要的，就是白天补阳气，夜晚补阴气。**我问这是什么意思，他说白天补阳气，必须足够、充分地晒太阳。而且要晒背，因为人的背为阳，就跟山朝阳那一面属阳是一样的。师父告诉我，当你白天晒了足够的太阳，尤其是在某些节气去晒，整个体内的元神会升起来。

道家理论当中，把我们内在的精神意识分成两套体系，一套叫元神体系，另一套叫识神体系，后者管知识逻辑之类后天的意识。但凡你想干点什么，欲望一起，识神就起来了。只有当你不做判断，不因判断带来的分别心而波动情绪，你的识神才会受控制，控制了识神之后，元神就会升起。我问他元神有什么用，他说元神有百用、万用。**一切智慧从元神来，一切生命健康、生命能量都从元神来。**

张道长说，如果你一方面充分晒太阳，又不去想事儿，而是“致虚极，守静笃”，你的识神，也就是知识、判断和情绪起落就会变少，你就会放松，没那么焦虑。用道教的话来说，就是“识神一落，元神即起”。

我后来了解，元神可能包含了免疫系统，包括固有免疫、干细胞，包括我们自身的抵抗力等，类似一个综合指数的概念。因为古人也没办法细分出那么多的维度，所以只能用一个大的名字来统摄它，把它叫作“元神”。所有道家修行的方法都是培养元神，而培养元神的核心，据张道长说就是晒太阳。所以他老人家一百多岁，坚持每天晒太阳。而到了晚上，他们的方法就是要照一定时长的月光。

有一次，我一位摄影师朋友，网名叫“油麻菜”，上终南山去找老道长跟踪拍访，到了晚上九十点钟，他就听见老道长起身出门，深夜里一个人顺着山路爬到山顶，找一块巨大的石头，在那儿打坐。他就把照相机装在三脚架上，长时间曝光。老道长纹丝不动，在那个地方打坐了一整个晚上。

最后出照片，背景是星辰在天空划过的轨迹，但是道长的脸很清楚。长曝光镜头下，如果人稍微一动，脸就会模糊。他只有完全静止，才能被拍得那么清楚。

“油麻菜”跟我说，老道长每晚都在山顶打坐。道长们可能掌握了另外一套方法，就是除了卧眠以外，一种坐睡的方法，可能坐在那儿也是入睡的状态，但可能他入睡时所进入的脑波的状态，跟大部分人平躺时的状态不太一样。总之，这位道长那时已经超过一百岁了，精神好，记忆力好，爬山力气都够用。

有一次我陪百岁的老道长去看北京的另外一位修道的朋友，九十多岁躺床上。老道长出门后和我说了一句话，让我终身难忘：“九十几岁就躺床上了，肯定方法不对。”

修为比较高的人，从不评价别人

有一次我们去爬山，大家都累得不行，老道长一个人慢慢悠悠地走，速度始终保持一致，在我们后面时他这么走，我们停下他也这么走。摄影师朋友就问他：师父你怎么就不累？师父说：你们身上背的东西多，心里东西装得也多，所以你们就比较累。你们这种人白天要做事，晚上要做梦，太可怜了。

他所说的做事并不是劳动，他本人也劳动，但他劳动时就专注于这个事情本身——锄地就锄地，种树就种树，吃饭就吃饭，打坐就打坐。他没有杂念，全然地活在当下的生命状态，不会因为做着这个事，又想到那个事，而出现不必要的能耗。据我观察，我接触过的修为比较高的人，像老道长还有其他的一些人，都有个特点，就是不评价别人。

后来，我的另外一位老师蔡志忠先生说，他理解的空性，就是不过多地引入主观评价。因为主观评价跟我们之前一些受伤的经验，还有和我们所说的知识有关。

据我观察，中国很多大的知识分子，尤其是哲学家和修行人都活得很长寿，神智也始终正常。但还有很多知识分子，可能太纠缠于概念之间的冲突，或者在没有这个冲突时，还是要先树立一个标准，然后再去反驳，把自己弄得很累。而中国之所以在某种程度上没有发展出西方那种哲学体系，我猜想可能有些古代的智者或者说修道之人，早早就发现了，过多的概念会影响自己的生命状态和情绪稳定。

第二节
利用光线改善睡眠

“光而不耀”：好灯光要像月亮

再说回来光线的问题。除了晒太阳以外，有些人还要晒月光，但这个方法只有很少的人懂得。迄今为止，我只见过一两个人知道如何在月下“采气”。我一度怀疑他们其实不晒月亮也可以，睡觉也一样。可能是他们有一种这样的认知，暗示他们晒了月光之后可得清凉之气。可能月光本身不会给他们带来这种影响，或许意识本身作用更大一些。但我只是见过，没有亲身实践过，所以没办法评价。

从月光又可以引申出另一个问题，就是很多家庭光线的布置。我本科时的专业叫电视制作，有十几二十门课都与摄影、摄像有关。以前，20世纪90年代和21世纪初时，我老觉得我们的电视台打光都不好看，而日本NHK电视台的电视节目的光就很好看。我们在学校里学打光，正面的、侧面的，背光、边光，还搞得像人像艺术摄影一样，但我总觉得不对。

后来我去中国香港工作，第一次见到了NHK电视台打光的人，他们主要用的是漫反射。没有一只灯泡直接把光打在脸上，因为反光太严重了。他们前后左右都有很近的反光板，排布很均匀，再把灯打在反光板上，用漫反射的方式打在人脸上，拍出来后，这个人的脸色就特别温和，明亮之中还有一丝喜感，背景光也布置得很好。

在香港，连香港电视广播有限公司（TVB）的光都不太理想，跟凤凰卫视资讯台差很远。随手打开电视，布光最好的就是凤凰卫视资讯台，原因是他们用了一整套光源系统，形成了漫反射的光路。

这个光路有什么好处呢？它“光而不耀”，毫不刺眼。我后来发现，很多人的家里都用冷色光，那其实对身体不好。而布置得比较好的家庭，要么就配个灯罩，要么就是先打到墙上之后再漫反射出来。他们的墙也不是那种光面的，而是亚光面的。灯光最后的效果，正如老子说的“光而不耀”。

起码在这个例子上反映出来，当光是以漫反射形态照射我们，对我们的视神经系统造成的压力是比较小的。而光线直射，造成的压力就会很大。比如，美国关塔那摩监狱曾经在审问犯人时，在晚上用很刺眼的光去照射，他们越困、越想睡觉，灯光就越刺眼，这时候人整个的内分泌系统和神经系统就会崩溃，接着带来意志的崩溃，继而完全放弃抵抗。

暖光源会让人放松

在我看来，一个空间要做得好，一定要用那种饱和的、柔和的光，来给我们造成正面的影响，而且最好用暖色调。**暖色的光会让人**

产生一种温暖感，这种温暖感会让人放松。

人不是冷血动物，人是有温度的动物。所以大部分时候让自己处在一种温暖的感觉里面，是有助于放松的。很多人家里用那种冷光源，时间长了，对整个人的情绪是有很大的影响。当然暖光也不能太偏红，用橘黄色最舒服。

有段时间我投身营销行业，有一个朋友在做某连锁快餐品牌的培训师，他跟我们讲：为什么该品牌的光源是暖色的，整个品牌形象的色系也是暖色的？因为这种色系会令人增加食欲，让人产生饿的感觉，无意识中吃更多的东西。

中医也讲到黄色入脾。从色彩心理学角度上说，偏橘黄色的光源会让人放松，有食欲。而有食欲就会产生幸福感和自在感，紧张焦虑会无意识地减少，这是一体的关系。

眼罩是个助眠神器

还有一种人，因为睡眠太浅，晚上总是一有光就会醒，尤其是年纪大了以后。我自己感觉，大部分人家里，窗帘都不可能做得非常遮光。因为窗帘要完全遮光的话，要足够长，密度或厚度也要够，它才能盖得住，所以简单的方法就是戴眼罩。眼罩的作用比我们想象的要大得多。很多人睡不好，其实只要戴上一个眼罩就解决了。

试过不计其数的眼罩之后，我认为真丝眼罩真的是很好。为什么？我们的皮肤其实是会呼吸的，但我们常在飞机上免费获得的那种眼罩，其实并不透气，眼睛周围的皮肤不能呼吸了，就觉得很闷，虽然遮了光，但还是睡不好。同样的遮光程度，如果是真丝眼罩的话，就保证了必要的透气性。丝是一种很神奇的织物，它透气、吸汗，而且能保温。冬天的时候它很暖和，夏天又很凉快，所以最好的睡衣一定是真丝的，最好的床单和被单也一定是真丝的。眼罩，也尽可能要用真丝来做。

真丝眼罩可以让人立处黑暗之中，眼睛周围的皮肤还能呼吸。我们的皮肤是很重要的呼吸器官，很多人都没有意识到一点。小时候，只要穿雨衣，就会觉得特别闷，其实皮肤是我们重要的"呼吸"器官，哺乳动物的皮肤可以吸收氧气，并凭借这种奇妙的变化，促进红细胞生成素的生成，反过来又使哺乳动物适应低氧的大气环境。

另外，光线会抑制激素的分泌，所以如果照光的话，比较容易醒。因为只要眼球一见到光源，褪黑素就会接到抑制闸的"命令"停止分泌，而人的眼睑那么薄，其实只有部分遮光的效果。

晒够太阳，心情和睡眠都好

因此，白天一定要接受更多的强光，而且是阳光，因为一般的灯光远低于日光的照射量。国外有个专门的实验，证明如果孩子在户外接受适度的阳光，一是睡得更好，二是眼睛不容易近视。

一定要充分接受阳光，这在《睡眠革命》一书中也提到了：为了帮助运动员改善睡眠状况，作者在房间里面架设了模拟日光的灯，这是第一种方法，但灯光目前还是不能达到真正日光的效果。所以他采取的另一个方法是让大家轮流坐在有阳光照射的办公座位，可能这个人坐一周，那个人再坐一周，这样去让大家接受更多的阳光。

光照还有很多的作用，比如对于降低抑郁症的发病率也很关键。现在治疗抑郁症的一个重要的方法就是光照法。它是运用特殊的灯光，特定的亮度，照射患者一定时间来进行治疗。

借助光照，更舒适地醒来

光对于一个人每天的正常苏醒也至关重要。

大自然唤醒一个人，主要依靠三个东西：一个是环境光，一个是温度，再一个是声音。

日光中的蓝光是很“擅长”漫反射的，比如人住在洞穴里面，其实外面很多光是折射不进去的。但因为蓝光波长的缘故，它就可以折射进去。可能你看不到它，但是你能感觉到。

所以现在有很多蓝光的小灯，它其实不是放在床头柜上，而是放在地面的。你在晚上设置好，早晨它打开，就可以让你的眼睛接触到光源。它缓慢地亮起之后，可以把你从深度睡眠当中缓慢地带出来。而如果你立刻从深度睡眠中一下子被闹钟叫醒，就会觉得特别晕，恶心、想吐。甚至有一个说法叫“起床气”，就是一股刚起来老想骂人的无名火。还有多梦，其实也是睡眠异常被唤醒的状态。

所以，可以通过光，通过最轻微的方法逐渐把你唤醒，哪怕并不在你恰当的睡眠节律当中——比如早上6时不是你正常起来的点儿，但是灯光提前10分钟徐徐亮起，也可以把你从深度睡眠当中相对舒适地带出来。比如，飞利浦做的日光模拟灯大概设置了20个级别，从最低一直到最亮，在20分钟之内逐渐去唤醒，还会伴有鸟鸣之类的声音——声音也是一个辅助，也从最轻量开始，逐渐变大。但是光的感觉会更柔和一点，因为人在自然界中，多数情况下就是这样被唤醒的。

我儿子每天早上都是用这种方式被唤醒，这样小孩子起床就不会发飙，否则他就会跟你各种折腾。

助眠灯只适合怕黑人士

网上还有一个红光助眠的传说，其实红光不一定能够真正助人入睡，但市面上确实有很多这种助眠灯。助眠灯意义不是特别大，但它有一个作用特别好。我们说睡觉时最好是没有光的，可是很多人怕黑，睡觉的时候始终点着灯，常年有这个习惯。

不关灯，时间长了其实会造成激素分泌紊乱。那么，怕黑的人怎么办呢？他们连戴眼罩都不敢，如果强行劝说他们一定要关灯，他们也必然不能接受。而助眠灯有一个很好的功能，就是可以监测睡眠状态，如果判断你睡着了，它自动会关掉。所以针对有此类情况的朋友，助眠灯会使他们心理上好接受一点。

兴奋程度与体温有关

刚才说到温度也特别重要。睡眠当中，人的体温会下跌。相关资料显示，人每天中午容易困，以及前半夜睡得比较深，其实跟温感有着巨大的关系。

每天我们体温的起伏在1℃左右。中午是个低点，包括体力状态也是低点——当然这是个综合效应，但体温很重要——中午体温低了，你整个人的状态就会下降，就会犯困，晚上也是。整个人的睡眠过程中，前半夜深度睡眠会比后半夜多。**所以每晚前半夜，尤其是最前面的90～120分钟，是人最重要的黄金睡眠时段，在这个阶段睡眠效率最高。**越到后面，睡得越浅，越容易被打断。

***TIPS*:**

适合阅读的灯

有没有一种台灯适合晚上看“助眠书”，越看越困的那种？

其实晚上用台灯，白色的灯光对眼睛是最好的，因为通常它的频率高于120赫兹。这对眼睛好，但是对睡眠却不好。所以只能建议取一个略微暖色调的灯，根据你的感官体验，在能看清文字的前提下尽量接近暖色，不然很伤眼睛。

如果不谈阅读，只求助眠，那么还是像之前讲过的，入睡前使用的灯，首先一定要暗，其次一定要避开蓝光，因为蓝光有使人亢奋的作用。至于真正的睡眠环境，一定要足够暗。

昼夜倒班对身体的伤害大

还有一个问题需要讲一下。那种昼夜倒班的工作，其实对身体的损害是最大的。表面上看，现在很多人都认为只要一天睡够七八个小时就可以了，比如你倒了个班，凌晨3时睡，可能睡到中午十一二点。但问题是，多数人对环境的控制能力是极其有限的。白天的睡眠环境，光非常亮，声音特别嘈杂，如果你控制不好这些因素，它们会对你整个的睡眠质量造成影响。

所以那种需要倒班的工作，即使让工作者白天去睡觉，他们也可能因为达不到足够的睡眠深度，对身体造成比较大的影响。

但比起一直上晚班，最伤害人的其实是每隔两周就倒一次班，或每一个月倒一次班。世界上最惨的工作，就是长途航班的空姐，她休息几天又睡乱了，然后又白天黑夜倒时差，有时候上早班，有时候上下午班，有时候又要因为跨越多个时区的原因倒来倒去。

所以通常这种情况下空姐都飞不了太多年，飞到三四十岁就差不多了，实在扛不住了。她们经常搞一些“拉练”活动，就让你两天不睡觉，看你的状态能不能保持得很稳定。那些空姐来找我们时，状态十分疲惫，脸拉得很长，完全像刚被用睡眠剥夺的方式拷问过。她们更需要外界辅助来更平稳地过渡到正常的睡眠。

TIPS:

卧室灯光越亮越容易长胖

据英国《每日邮报》报道，英国的一个研究机构调查了11万女性后发现，体重偏重的女性，晚上卧室光线普遍很亮。

英国伦敦癌症研究机构，在同一时间采集了113,000名女性的睡眠资料，询问受试者睡眠环境的灯光状况。研究者把灯光明亮程度分成四个等级：可阅读的环境、可看到房间对面、看到自己的手、连自己都看不到，再比较调查结果与肥胖指标。研究发现，睡在较亮环境中的女性，其身体质量、腰围、臀围指标都偏高。研究者表示，可能是光线会影响人体的生理时钟，抑制了睡眠激素——褪黑素的分泌，导致了人体昼夜节律的混乱。

可见，睡着也能瘦，是可以实现的。

***TIPS*:**

唱歌也能治打鼾

治疗打鼾，除了中医的针灸按摩以外，最令人愉悦的方法就是一系列专门设计的唱歌课程。2000年，来自埃克塞特大学的戏剧治疗师Alise Ojay集中了20名患有慢性打鼾症的患者，要求他们每天完成20分钟的唱歌练习，并坚持3个月。秘诀是大量的使用元音然后大声重复，“啊呜嗯”……如果你会俄语，知道怎么发出舌根颤抖的音，那就更好了。总之，你要通过各种方法，让喉部肌肉处得到锻炼。从这个角度来说，每天练习用喉部发音，练习“阿弥陀佛”的确比“可口可乐”更能有效地防止打鼾。“阿”发出来是元音，每次2分钟，每天3次，当你感觉到你的深喉处有颤抖，一定是一种很奇妙的体验。

第六章
声音：听得见的是声，听不见的是音

第一节
声音可以让你的身体找到安全感

白噪音的主要功能：压制其他噪声

关于声音，我们先从“网红”白噪声开始讲。现在很多应用程序，包括助眠类的程序，都用上了白噪声。

但关于白噪声主要做什么，很多人不理解。许多人认为它本身就能助眠，这是个误会。的确，白噪声那种单调重复的声音，有助于让你的神经感觉到疲劳，继而有助于让你进入睡眠状态。但是最初白噪声的主要作用是压制外界的噪声，就像我们现在常用的降噪耳机一样。

国外最早是有一种类似风箱的仪器，里面就产生白噪声，用来压制外界的噪声，很像现在的主动降噪耳机。主动降噪耳机的原理，并不是隔音好，而是它一直在释放一种低频的声音，可以抵消外界来的比它频率低的声音，从而营造一个更安静的环境。你会发现降噪耳机对付高频音，效果就比较差。

很多晚上容易醒的人，可能本身睡得浅，对外面的噪声敏感，稍微有一个尖锐的声音出来，就很容易把他唤醒。其实这是人在自然环境当中的一个安全设置，省得万一来了头猛兽，一口把你吃了，所以自然就有这种预警状态。只是随着安全感的提高，人终于可以在每个90分钟之后，跳转到下一个深度睡眠的周期当中去。他一检测，觉得这个环境没问题，安全，就会跳到下一个节律当中。

所以对于那种比较容易醒的人，通过用外部手段提升安全感，比如说提高白噪声，让外界对人的影响降低，就可以帮助他睡得更深，能够更平稳地过渡到下一个安全睡眠的状态当中。这才是白噪声的一个主要作用。

白噪声的正确使用方法：整晚都用

白噪声正确的使用方法，是整个晚上都要用。但又要注意另外一点，就是声音如果大到一定程度，比如说超过56分贝，对人的听力其实是有影响的。

我们还可以举个例子：你在飞机上时，环境噪声非常大，但因为那个声音非常恒定，所以你依然可以入睡。而且环境噪声盖住了周围人说话的声音，你反而能睡得不错。其实它就相当于白噪声的形态和功能。但分贝数到了一定级别，对听力还是有伤害的。所以自己使用白噪声时，也要注意调到恰当的分贝。

另外，现在很多应用程序用的声音是虫鸣、鸟叫、水声、风声，其实如果把它们做得跟白噪声频段差不多，你也能接受，那么作用就是类似的。

还有人睡觉的时候喜欢开着电视，尤其是节目停了之后的那种“沙沙”声。为什么有这样的声音反而帮助睡眠？原因就在于，一旦没有那个声音，其他所有细微的声音都会变得很突兀。就如同在白纸上画什么东西都很抢眼，但你在一张灰色的卡纸上画东西就没那么抢眼了。

白噪声的本质，在于建立稳定性

白噪声的核心就在于建立一种稳定性，身体接受这种稳定，就觉得不会有危险了——如果一个“危险”反复刺激，机体会产生耐受，它就显得不危险了。这也印证了许多人的经验：很多睡眠不好的人，在飞机上坐着都能睡着，回到家里面安静地躺着，反而睡不着了。原因很可能就在于，飞机噪声形成了一个巨大的“保护膜”，而且你刚上飞机，就已经接受了会有这么大声音——如果一架飞机没有声音，不是很可怕吗？就像现在有些电动汽车，会特意搞点假的轰鸣声，好让你更容易接受它，产生安全感。

所以，所谓白噪声，就是用稳定的声波，把所有临时出现的声音都锁在它这个体系里面，让大脑处在一种“反正一直都有这样一个声音”的错觉里，安全感也就建立起来了。**人有的时候睡不好觉，其实是安全感缺失的情况下，启动了自我保护机制。**

和声音类似，光线在疗愈过程中，也要依赖频率的作用。比如光闪烁，在我们诊所里有一个睡眠舱，它就是通过多个维度来帮你的身体调整“频率”，改善睡眠。它主要的策略，第一是声音，再一个是震动，还有就是光照。它有个盖子，罩到你头上之后，就开启灯光照射，灯光按特定频率闪烁，不断刺激你的身体，让你接受它的频率，给你的大脑“调频”。比如当你的脑波频率过高，这个设备就用综合的手段，让你达到一种更舒缓的状态。

声音和光线都能帮大脑“调频”

打个不严谨的比方，假设你的大脑因为思虑非常多，可能处在40赫兹的频率，这种情况下如果光的闪烁频率和声音的频率都是20赫兹，你的大脑就会跟着它们逐渐接近20赫兹的频率，让你趋于平缓。

这个设备的光线和声音、震动都接近同一频率，所以它营造了一种三位一体的、一致的信号源。这个信号源强大到可以把你想问题时40赫兹的脑波覆盖，用新的频率替代。而我们的大脑从高频降到低频之后，就会产生困意，降低到0.5～5赫兹时，就属于深度睡眠了——当然，指的是主频率，因为大脑随时都有多个波段，而我们说的是其中主要的一个。

***TIPS*:**

手机辐射没害处

很多人很担心那些“听不见的声音”——手机辐射和Wi-Fi对我

们的影响。这方面其实有比较成熟的研究，我干脆把主流认可的结论告诉你：手机辐射和Wi-Fi对我们身体没有伤害。哪些对我们有影响呢？比如说阳光的波和白天的比较极端的环境噪声，它们对身体影响是比较大的，哪怕你感受不到。但是Wi-Fi不算，它是电磁波。它对你的影响，只存在于你对它的担心之中。

第二节
利用声音调节睡眠

声音可以调节情绪

声音跟情绪也有密切的关系，所以到了晚上还是适合听一些让你情绪舒缓的音频，可能是音乐，也可能是其他形态的声音，只要它本身可以达到这个作用。

比如，有些音频节目就有调整情绪的能力。像我在“喜马拉雅”主讲的说《论语》《庄子》的那些音频，都是按照这个标准来做的。首先，声音通常会比较慢且均匀，绝对不会有突兀的音调；其次，声音比较干净，不会有特别多的乐器或者其他嘈杂声，频率也一定不会特别高；最后，最重要的就是内容本身，因为那些内容你听着会放松，才好睡。

当然如何放松，因人而异，你要去找能让自己放松的事情做。

***TIPS*:**

耳塞有用吗？

我们都知道要降低噪声有三种途径：一是控制音源，二是在声音传播路径上堵截，三就是在我们自己的耳朵上做文章。其中最可控的就是第三种。有些人尝试过戴耳塞，可戴上之后因为耳朵里面塞的东西与皮肤或枕头摩擦，声音直接传导到耳道里，反而更吵。

如果出现这种状况，说明可能没有选对耳塞，包括尺寸、密度、贴合性。注意贴合性、密度不是越高越好，那种密封性特别高的耳塞，戴了以后就会听见自己的心跳、呼吸……各种声音，会让人很不习惯。

首先要选对耳塞，头几晚耐心适应，之后就好了。

声音的“形态”：人类天生怕“尖锐”

实际上，我觉得人有一种天然的反应：对于尖锐的声音和强硬的光线会紧张，甚至房间里面一些尖锐的物体，也会给人造成紧张。比如，有些年轻的朋友为了搞浪漫，在大水床顶上搞一面镜子之类。综合来说，无论是声音、影像，还是温度，但凡有那种尖锐感，它都会让你产生紧张感，这就叫“杯弓蛇影”。这种对于“尖锐”的感受力，是人类在长年进化过程中发展出来的。

为什么中国古人喜欢玉呢？因为它很温润，它比大部分的石头触感要暖，天气热的时候又显得比较凉快，而且大部分玉制品表面圆滑。这些实际上是一种很强烈的综合暗示。

中国古代，通常认为脸盘儿不尖，眼睛也不细，鼻子又圆的女人运势比较好。为什么？核心原因就是，如果一个人带有攻击性强的特征，就会让人产生防御感。任何物种感受到潜在的遭受攻击的可能时，都会调动整个神经系统来抵抗，并且加速血液流动和激素的分泌，这时就会产生不安全感。

***TIPS*：**

声音敏感度，男女有别

在我们睡觉的时候，大脑中接收声音的部分依然处于工作状态。不过，此时大脑会“屏蔽”掉部分声音信号，所以有时候我们会感觉睡着后什么也听不到了。比如，有些已婚女性说，当习惯身边伴侣的如雷鼾声后，睡觉就完全不受影响了。

但是对于一些属于“红色警告”的声音，大脑是不会屏蔽的。

比如，一位劳累了一天的母亲，躺到床上倒头就睡着了，对于一般性的声音充耳不闻。但是只要她的孩子发出一些细微的响声，她也会马上醒过来。

这是为什么呢？这是因为，对于母亲而言，孩子的声音就是“红色警告”。

说回来，对每个人来讲，属于“红色警告”的声音是不同的：敏感、危机感强的人，可能会被很多声音所惊醒；神经大条、很有安全感的人则不会被轻易惊醒。

国外一项研究表明，入睡时男性和女性对不同种类的声音有着特有的敏感度。女性对婴儿的哭闹声、水滴声和喧哗声尤为敏感，而男性则对汽车喇叭声、狂风声和苍蝇嗡鸣声更敏感。

很多独居的女性，往往睡不踏实，有点响动就会惊醒，结婚后这种状况会不治而愈。之所以如此，就是因为枕边人给她带来了安全感。

情绪，可以通过声音“植入”睡眠

睡眠是什么呢？**从人性角度上来说，睡眠的本质，就是对白天的紧张的一种释放。所以一切睡不好觉的外部原因，归结起来就是一样：没有安全感。**这种不安全感会投射在心里面。所以光线、声音、温度，还有其他外部因素，应该以“平和”二字引入你的意识中。为什么特别冷的房间不好睡觉，特别热的房间也不好睡觉？因为比较极端的冷和热都是“尖锐”的，风力特别大也是一样。

我们最后一章会讲到，如何在睡眠中变成更好的自己。但这个“更好”并不包括理性知识的提升——很多人试验过能不能依靠催眠把英语单词背下来，有些实验也有效果，但到目前为止，没有看到很明确的效果。

但是，某种因为声音而带来的情绪，确实很容易植入到睡眠当中去。如果睡眠时伴随着很舒缓并且频率稳定的音乐，对于某些焦虑症的人来说是有帮助的。比如古琴的声音——有段时间，我们在音频节目《梁注庄子》里刻意用了古琴做背景音。古琴乐号称君子之乐，古时候，一个男人也常借古琴来平复自己的情绪，因为它桐木的质地加上弦的声音，很容易产生一种稳定感，大部分古琴曲旋律起伏也不是很大，节奏通常也比较慢。

不同声音各有秉性

关于声音还有一种说法：宫、商、角、徵、羽，五音入五脏。有一些人做了一些相关研究，但不是很深入。他们倾向于认为五脏有各自不同的振动频率。所以宫、商、角、徵、羽这五个音是可以进入不同的脏器，和不同的脏器进行共鸣的。

如果你不相信，可以做一件事情：试着发不同的声音，看一下共鸣腔在哪里，有没有不一样。

比如你在“啊”的时候可以感觉出颅腔在振动；“嗯”的时候是胸腔在振动的；发类似“唉”的音，但是再往深处压一点时，就会感觉到肾腔在振动。不同的脏器，因为体积、质地不同，共鸣的位置也是不一样的。

我国传统的养生方法中有“六字诀”“呵、嘘、呼、吹、嘻、呬”——其中“嘘”不念嘘，而是用了更深的位置去发，更类似古音或广东话里的“嘘”。你体会一下会发现，发不同的声音时，你身体振动的频率是不一样的。

有个实验我已经做过很多次了：我经常在飞机上听空姐说话：“Ladies and gentlemen, the flight is now ascending”，如果认真听，能听到好多东西：她个高一点还是矮一点，是偏胖还是偏瘦，你是听得见的。甚至从有些人的声音里，你可以感觉到她发音的共鸣腔主要在哪里，是喉部上端，还是更接近口腔部分。一个人的发音共鸣腔在哪里，一定程度上反映了这个人的性格。

我和徐文兵老师在讲《黄帝内经》的时候，讲到阴阳二十五行，就专门提到从五行分到二十五行，它实际上是把人分成了若干种，代号A、B、C、D、E，五种“型号”。把人分成五种主频率大体一致的人，大家觉得这个讲法还挺科学的。

我经常在飞机上听空姐说话，还能听出她发音的位置，甚至听出有些人有鼻炎，有些人有咽炎，还有些人有肺炎，因为她有炎症的话，发出的就会是带气泡的声音。

在我刚开始学医的时候，有时候还会跑到空姐跟前去问一下，确认我的猜测。屡屡猜中之后，搞得人家和我都很不好意思——但我当时纯粹是为了学习。

每个人都有独特的频率和旋律

中医讲望、闻、问、切，这个闻，指耳朵听。你认真听一个人说话，真能从他声音里听到很多东西。因为不同的声音，跟我们身体的不同脏器是有共鸣的。

我甚至认为每个人都有独特的频率和旋律。这个我们可以去做实验，每个人都可以听不同类型的音乐，你总能听到有些声音让你觉得特别愉快。如果排除歌词的影响，就只听纯粹的旋律和乐器的震动，有一些我听着觉得特别悲伤，有些我听着就特别高兴，还有些音乐，听起来让人特别欢喜，还不是炽烈的欢喜，而是幽幽的、默默的欢喜。

关于声音对心理的重要影响，美国著名的心理学家迈拉比昂有过研究，他将人们在初次见面时对彼此的印象，根据语言、声音、容貌划分了比例。他的结论是，容貌占了第一印象中55%，而声音占比达到38%，至于你说的话，只有7%的重要性。

我过去做《梁注庄子》音频节目时，就发现很多人对里面那种平稳的声音是很接受的，听的时候有助于睡眠。而对于比如我在《冬吴相对论》里狂浪的笑声就没那么接受。包括早年我和徐文兵老师录《黄帝内经》的时候，我们俩就没考虑到人家是晚上睡前听的。很多人就投诉说听着听着快睡着了，一下被我那种狂浪的笑声给吵醒了。他们还说听徐老师说话就觉得特别催眠，因为他声音很稳定，犹如清风徐来。

后来随着年龄渐长，我也不太喜欢那样狂浪的笑了。《梁注庄子》里那个声音是我最喜欢的，有的时候听到这个声音，我都觉得它又反哺了我。所以我在录节目时戴着耳机，实时听到自己声音的样子。我发现，低频，也就是缓慢的声音对于人的放松很有必要，很有助于睡眠，但除了缓慢，还要重复。

“无意义的专注”：一种助眠的“声音”

还有一种很有意思的声音，是什么呢？就是“无意义的专注”。

比如说你捧起一本晦涩的书来读，甚至把古文倒着念，你就要很专注于每一个字，这时候会发生一个很有意思的现象，就是你平时专注的东西，一下子就被抢了风头。平时你最兴奋的部分是被锁扣的，你想通过努力去挣脱这种兴奋，难上加难。最好的“解套”办法就是去专注另外一件事情。如果这另外一件事又是无意义的、你接受不进去的，那你就兴奋不起来，同时其他兴奋的事你也无暇顾及，于是你就开始入睡了。

所以有个朋友跟我说，自从晚上开始背单词以后，他就睡得特别好。还有很多人是晚上看数学题，或者看其他特别晦涩的东西，看两行就睡着了。为什么呢？这就叫“无意义的专注”，其实那个专注不是用来学习的，纯粹只是帮你把注意力分散掉。

这也解释了为什么有些很焦虑的人，喜欢一边睡觉一边看着体育频道赛车类节目。因为那个声音很稳定，你不关心它，但是它又吸引了你的注意力。**这种帮助转移注意力的持续的声音，可以释放焦虑，让你焦虑的事情在那时不再被关注，于是焦虑对你的影响就被释放了。**

三种助眠声音，你值得拥有

不严格地说，世界上有三种助眠的声音：第一种是白噪声，它是把其他噪声笼罩住了；第二种就是“无意义的专注”，这个不只可以是声音，也可以是一种光线或触感，这种“声音”把注意力导向你无法真正接受的东西，这样你就没压力了，也就放松了；第三种就是导引词的声音。

导引词是什么样的声音呢？《梁注庄子》在本质上来说就是一个意识导引，就是给你一种“白天拿得起，晚上要放得下”的暗示，并且不断去强化。另一种导引词，就是“喜马拉雅”等音频平台上那种催眠的内容。它会很强调一件事情：“我现在不是在向你的大脑说话，你只要听着我说就行了，认真听我说。我会告诉你重复的话，我的重复是有意义的。好，现在开始。从‘滴答’声之后，就不要讨论我为什么这样说话……”然后他就开始讲了。他会告诉你，你要去做身体扫描，从头皮开始，刻意地放松。是不是真的从头皮一直放松，就放松了？不是的，是注意力转移法。表面上看，这是给大家催眠，本质上，它也是一种“伪装”过的注意力转移法，只不过他用这个导引让你的注意力去了一个你平常不太关注的地方，你对焦虑的源头就不那么紧张了。

第三节
借助声音“锚定”幸福

《新闻联播》为什么不能换片头曲？

有人曾经说过，整个人类社会，安全感的缺失是从一个东西开始的，就是“晨祷”改成了“晨报”。他说在有报纸之前，大家每天早上说的话和晚上说的话是一样的，都是相同的祷告词，这一早一晚两次祷告构成了对于生活安全感的一个非常重要的锚定。

祷告，因为强调不断重复，它就形成了一种稳定性，会让人觉得，只要这个形式还在，世界就不会改变。所以我有天早上欣喜地听到中央人民广播电台的《新闻和报纸摘要》节目，立即热泪盈眶，因为我还在读幼儿园的时候，早上六点多钟大喇叭就会放《新闻和报纸摘要》，就是那两个声音。

媒介有时候扮演了一个“稳定社会情绪”的角色。中央电视台《新闻联播》那个片头音乐就不能改，它一改，你就感觉时代变了。但这个时代变化已经太多了，反而那些稳定的东西给我们带来了重要的锚定价值。

TVB的《六点半新闻》也没换音乐，凤凰卫视《天气预报》的音乐也从来不改。其实，它们原则上可以改，为什么不改呢?

有一次窦文涛跟我说，他做那个节目实在没意思，永远的片头、永远的音乐、永远的那句话，一做做了十几年。他就跑去跟老板刘长乐说，不想做这个节目，实在没意思了。刘老板说你有没有想过，美国的奥普拉（Oprah Winfrey）永远都那样做节目，偶尔换一下，基调是没有变过的。大卫·莱特曼（David Letterman）到现在还那么做，拉里·金（Larry King）直到2010年退休之前，一直那样。

一个社会总是需要一些稳定的东西来保持安全感。同样，对于我们来说，也有属于自己的生命之歌和生命的旋律，它应该是锚定在一些固定的场景里头。

所以如果以后还要做睡前节目，我不会改背景音乐，肯定要常年用一个音乐，因为它的作用恰好是能够带来安全感。

《经济观察报》发过一篇文章，说的是保守到底有什么用，为什么这个社会需要一种叫作“保守”的力量。保守的最大功能，就在于让人觉得这个社会处在一种还在持续当中的稳定感。而且变化的东西总是在变，今天升起明天降落，时间长了之后它们就没有力量了，因为彼此间会互相抵消。但是保守的东西，它每一次都受到冲击，都显得很被动。可因为它一直在，不动摇，所以时间长了之后，它就成了一块石头。

庄子为此讲了一个故事，说在湍急的河流里面有一块巨大的石头，经常有船撞到上面撞废了，一船人都死掉。但是从来没有人责怪过这块石头，只会责怪那些撑船的人。因为这个石头本来就在，一直都在，所以它就没有错误。

石头是这样，音乐也是，我们的人生也是一样。**睡眠，最好的方式，是稳定在一种情绪场景里面，温度相对稳定，背景也相对稳定。**

用感官记忆做一个“幸福开关”

所以，常常去睡新的床是不好的。有些经常出差的人，实际上是有“工伤”的，他的安全感会比较缺失。有段时间我频繁出差，经常早上醒来不知道在哪里，“不知今朝酒醒何处”。

我觉得从这个层面上来说，声音、光线和味道应该形成一个独特的意识。所以我一直想做一件事：为每个人定制一个全息场景，这个场景一旦选定就不变，就一直保持这个味道、温度、声音、光线等。

这就解释了为什么“气味博物馆”推出的“凉白开”和“大白兔”香水的味道这么受人欢迎。以前很多男性都不喜欢用香水，因为觉得太冲了，很不舒服。实际上，如果是好的沉香，只要别太强烈，他们还是不会抗拒的。

气味不止是简单的气味，它本质上是一个情绪锚定物，你闻到这个气味，就会瞬间回到相应的时间点去。声音也是一样。就像我们现在去听罗大佑、李宗盛，根本不是听这首歌，而是听自己的青春。你一听那首歌，加上大家一沸腾，你就立刻回到自己年轻时那个状态。

有一次我去中国台湾听罗大佑演唱会，坐在第四排，音乐响起来，罗大佑登台唱歌。我一站起来，看见前面一排的秃头，全都谢顶了，都是五六十岁的老歌迷。那天突然特别强烈地意识到这件事情，原来我们一直在寻找的，除了变化之外，还有一个非常强烈的需求，那就是不变的事物。

“凉白开”香水，本质上来说，就是我们小的时候拿铁锅煮水的味道，它其实是有铁锈的味道。我之前还和葛兆光老师说起这事，他记忆中的烧水锅也是白铁皮的。还有当年的黄管中华牙膏，现在改成蓝色管的，其实是对品牌非常大的损害。我觉得中华牙膏现在就应该重新推出黄色铁皮管牙膏，而且恢复那个味道，这就够了。

随着整个社会成熟化和老年化，回忆变成一种很重要的资产。回忆的本质是什么？就是跟过去的幸福时光锚定。因为我们在年轻的时候充满活力，充满梦想，激素分泌指数比较高，多巴胺也比较多，很容易获得快乐。所以当我们和那时候的某些气味、声音连接之后，就会唤回我们大脑的意识。

我一直想做一个东西，为每一个人定制“睡前味道”，并且与某些声音结合。你可以自己录制，父母也可以为孩子定制，把自己想讲给宝宝听的故事，录成50段、100段，配上熟悉的音乐，最好再辅以稳定的香水或香薰的味道。

这些故事就伴随这个孩子长大。这个孩子以后遭遇所谓的动荡期时，产生焦虑、愤怒时，这套东西一出来，他就会马上回到童年幸福的状态里面去。我们可以把这套东西称为“幸福的开关”。

睡眠也是一种开关，一条意识锚定的通道。所以关于气味和声音，一方面要避免异常的味道和声音对睡眠造成干扰；另一方面，我觉得应该为睡眠建立起稳定的感觉系统，包括声音、光线、气味、滋味，身体接触到的感觉，包括枕头甚至是床的味道都要考虑进去。

还有，在深度睡眠阶段，如果有轻微的声音刺激，可帮助老年人提升睡眠质量和记忆力。原理大致就是在进入深度睡眠时，给一个接近脑波的、可能稍微高一点的频率来帮助神经活性达到特定的状态。美国著名声音治疗师詹姆斯·丹吉洛发现，声音其实有很多功能，除了刚才讲的提供安全感帮助人入眠之外，还有用更轻松的方式唤醒你，以及一些疗愈的作用。

建立“一场好觉”模板

到了晚上，有很多人都会想：“我今晚睡不着怎么办？我怎么才能睡着？”他的焦点落在了“怎么睡着”。这是不够的，我们的焦点应该是“睡着时是什么状态”。

睡着时是什么状态，你能想起来吗？很多人完全不记得。但其实努力想，是可以想起来的。比如我本人，每当实在睡不着的时候，就会让自己努力把意识拖拽到睡过好觉的某个夜晚，或者把自己曾经睡过某个好觉的状态拖拽到现在。很多人都以为自己想不起来睡得好的状态，但其实是可以隐隐想得起来的。

我就记得有一次在一个午后，广东肇庆鼎湖旁边，我表哥他们下湖游泳去了，我觉得特别累，躺在树荫下的躺椅上，伴着蝉鸣的声音，睡了一个特别好的午觉。这是我印象极其深刻的一场睡眠。

所以当我实在睡不着觉的时候，我就会想象自己重新到了那个场景。它的焦点不是如何睡好觉，也不是如果睡不好觉怎么办。如果你想这两个问题，会跟睡眠产生对抗。其实，只需要想一件事：

你睡好觉的状态是什么。

你可能会觉得，睡好觉时应该是无意识的，自己意识不到的。但是你能想到入睡时的光线，想到当时的声音，你能回忆起当时那条毯子，还有当时大概的感觉。这些东西会形成一个连接，通往当时的场景。当你把那些东西在脑子里还原的时候，那个睡得好的状态也会随之而来。

这就是我刚才说到的，我们应该在小朋友还能睡好觉的时候，把他睡好觉的匹配元素配齐。他以后长大了，睡不好觉的时候，就把这个场景还原给他。还有通往他快乐时分的连接，也要建立一个，比如一首歌。那么悲伤的时候，比如当你老了，弥留之际，他哭得不行了，你突然把这首歌一放，他就笑了。我儿子还不会说话时，他每次开心的时候我就一定会唱某首歌。他后来都忘了听过这首歌，但是我再唱这首歌，他还是会莫名其妙地笑。

我还有一个经历很有意思。我儿子一两岁的时候经常夜啼，哭得很厉害。我就给他诵《心经》，一诵他就停了。可是过一会儿我不诵他就继续哭，我就想，这是什么原因呢？后来想起来了，我儿子可能在娘胎里的时候，我们就反复放《心经》的音频。

用意识锚定来管理情绪

如果我们能帮一个人把生活场景和他的意识建立一个锚定关系，基本上他的情绪就能得到某种程度的管理。

为什么外国人睡觉要数羊？因为他数羊的时候念的是“sheep”

接近睡觉（“sleep”），所以中国人数羊为什么没用？因为不能形成这种暗示，中国人要数水饺，一个水饺，两个水饺，三个水饺，水饺数多了，也是一样的。

其实神经系统是被暗示和被催眠的，自己也可以通过自我暗示作用做这种催眠。所以声音的最大特点就是重复安全性，它一旦能提供某种意识锚定，对你的睡眠就有帮助。这是我们对睡眠和声音研究的最核心的系统了。

TIPS:

睡眠魔法——闻到玫瑰的香味

2009年，德国精神健康研究中心的迈克尔·施莱德研究了梦境和气味之间的关系。施莱德团队安排了一组志愿者在睡眠时分别体验两种气味。其中一种气味十分好闻，使多数人联想到刚刚采摘的玫瑰。另一种气味闻起来则像臭鸡蛋。第二天早上，志愿者们分别描述了他们的梦境，研究人员则从积极到消极排列他们的描述。虽然他们完全意识不到那些气味，但是闻到好闻的气味的志愿者的梦境更加美好。

所以，要想做甜美的梦，请在卧室内制造些你喜欢的气味。

第七章
在哪儿睡：不在自己的床上，就在别人的床上

第一节
睡眠时的朝向会影响睡眠质量

睡觉时，头应该朝哪个方向？

在哪儿睡觉？当然，大部分人都是在床上睡觉。但这个话题可以再讨论得细一点儿：在床上朝什么方向睡觉？

有一年我去故宫，与一位很资深的故宫建筑风水研究师同游。他说："小梁（那个时候我还真是小梁），你观察到没有，故宫里所有的床几乎都是东西走向的？"我一看，真的都是东西走向的。

我想，以当时皇上的权势，这应该是一些"高人"给他的建议。但是，对于皇帝睡的床是东西走向这种现象，我们不能迷信和盲从，否则就无法解释，为什么拥有那么多御医的古代皇帝，平均寿命还不如现在普通人。但这还是引发了我的一个问题："我们普通人睡觉应该朝什么方向呢？"

当年在讲《黄帝内经》的时候，徐文兵老师说睡觉要头朝北，脚朝南，“负阴而抱阳，冲气以为和”。人的头是阳极，脚当然就是阴极。在地球的磁场中，北极是阴极，南极是阳极，于是我们的头——阳极，就要对着地球的阴极，这就像电池一定要正极对负极，负极对正极一样。

徐老师还说千万不能头朝南睡，脚也不能朝着北放，这样的话，人很容易做噩梦。但是孙思邈（唐朝医药学家、道士，被后人尊称为“药王”，著有《千金要方》等书）又说，春夏的时候要朝东睡，秋冬的时候要朝西睡。

我在搜索“人到底要朝哪个方向睡”的时候，看到一篇很有意思的文章。它说“人应该东西朝向睡”，这跟地球的自转有关。

试想一下，地球的自转是自西向东的，在秋天和冬天时，人体的血液更容易留在头部，对于那些秋冬季节头部气血不够的人来说，东西朝向是很好的。但到了春夏两季，气血都涌在头部，所以在地球自西向东自转的过程中，血就更容易流到脚部，这样头部的血就会少一点儿。这就叫作“中道”。

所以，如果你认同中医的气血理论，对于生活在北半球的朋友来说，秋冬，要让更多的血留在头部，所以要头朝西睡；春夏，要让更多的血流向脚部，所以要头朝东睡。这跟我们的气血在秋冬和春夏沉浮不同有关。

但是又有人说，不对，地球的自转又不是加速度运动。就像你坐在一辆马力很强的车里，一脚油门踩下去时才会有推背感对不对？

但地球的自转是匀速的，所以就不存在这个问题。

后来，我又找了很多文章，说朝南睡的也有，朝北睡的也有，朝东睡的也有，朝西睡的也有，甚至还有人说“朝哪个方向睡，其实不重要”的。

不管朝哪个方向睡，都不能朝这几个地方睡

于是就出现了一个问题，“在床上朝什么方向睡觉”真的很重要吗？我想了一想，不管朝哪个方向睡，应该有几个细节提醒你：

第一，头不要对着空调睡。

我们在夏天睡觉时，身体防御能力比较低，空调对着头吹，很容易感冒。这个不需要科学证实，有点儿生活经验的人都知道，年龄大了，如果空调或者风扇对着头吹的话，第二天早上起来头是痛的。

第二，头不要朝着马路的方向睡。

有些人住在马路边，楼下来往的车辆噪声很大。以前有一段时间，我在香港，由于经验不足，租了一套正好临近十字路口的房子，很痛苦。楼下的车一会儿停，一会儿开，一会儿刹车，一会儿踩油门儿……所以整个晚上我都非常痛苦，这些噪声让我完全无法进入深度睡眠。

第三，头不要朝着马桶睡。

我曾经在香港的一本风水杂志上看见一个人说：“睡觉时，你的头最好不要朝着马桶的方向，否则会伤神。”具体原因我没懂，但觉

得起码从常识的角度上来说，马桶有些时候会滴水，因此会影响我们晚上的睡眠。

第四，头不要朝着电磁波密集的地方睡。

有一次，我躺在一家相当不错的五星级酒店的床上，突然意识到一件很重要的事情，这家酒店每个房间的格局都是一样的，也就是我的床头挨着旁边房间电视机的位置，通常Wi-Fi、电线全部埋在那面墙里，所以整个晚上我的头都是“盯”着那个电视机睡的。

有些人说电磁波不重要，对我们大脑没影响。可能真的没有什么影响，但是你一旦意识到一晚上“盯”着一坨电池、充电器、Wi-Fi、电视机睡的时候，哪怕只是一种心理暗示，你也会觉得不舒适。

尽可能让自己的头远离干扰

很多朋友晚上睡觉的时候会把手机放在床头充电，我看了相关报告都说手机辐射是很弱的，不会影响人体。

但是根据我自己的经验，用手机接听电话时间长了以后，脑袋靠近电话那边就会有点儿痛。因此，如果你是一个很敏感的人，如果平时打电话时间稍微长一点儿，你就觉得电磁波对自己有影响，那么，晚上睡觉时，放在床头上充电的手机，肯定是对你有影响的，哪怕仅仅是心理上的影响。

所以尽可能让自己的头处在一个相对没有那么多干扰（不管是声音、电磁波，还是光线）的地方，也许对于我们来说，睡眠就可以有更多的保障。

***TIPS*:**

老年朋友的床铺设置有讲究

“其寝寐床榻，不须高广。比常之制，三分减一，低，则易于升降；狭，则不容漫风。”这段话出自北宋陈直所著的老年养生专著《养老奉亲书》。它给出了老年人床铺高度的具体标准，简单说就是比我们平时睡的床铺低三分之一。为什么呢？就是便于上下床，预防老年朋友下床时由于重心不稳而导致摔跤。具体来说，老年人床的适宜高度应该为40～50厘米，由于人的身高不一，以床的高度达到正常老年人膝盖骨稍上方为宜。

老年人床的宽窄也有讲究。我们不提倡晚上睡觉把卧室门窗关得严严实实的，这样不利于空气流通。但是晚上风吹过来，老年人还是容易受凉，那么稍窄一点的床铺睡起来更利于保暖。但也不要过于窄小，睡床过窄，会挤压束缚身体，影响血液流通。一般床的宽度，要比老年人平躺时宽30～40厘米为宜。

不纠结于朝向，可能会睡得更好

我还做过一个实验，躺在一张比较宽的床上，然后各个方向都去试了一下，发现当我的头朝东北、脚朝西南时睡得比较好。

一个人应该朝哪边睡，在现代社会里其实不用太纠结，因为你很难买到一套正南正北的房子。如果你纠结于必须头朝正北，或者正东、正西，很可能这个纠结本身会给自己带来烦恼。

但是，让自己的头处在一个相对安静，气流、信息和声音稳定，或者是比较安定的地方，显然是不会错的。

我还想和大家分享一个自己的经验——我发现不仅头不能对着空调吹，其实脚也不能对着空调吹。

以前，由于火气比较旺，我在睡觉的时候，常常喜欢把脚伸在被子外面，那时总有空调对着我的脚吹。后来我发现自己好几次踝关节疼痛，就是与之前长期脚对着空调吹有关。连吹几天，肯定会发炎，这是我的个人经验。

总之，只要我们花一点儿时间去对自己好（不仅仅是对自己好），就会进入一种“我是在认真地活”的心理期待中。

这个世界上有两种人，一种是将就的人，一种是讲究的人。在条件允许的情况下，不要那么将就，大梦3万天，每一个觉都值得我们好好珍惜。

第二节
睡眠空间会影响睡眠质量

卧室应该多大？

我们睡觉的房间，到底应该大一点儿还是小一点儿？有一次，我受一个朋友邀请去住一家房间非常大的豪华酒店，他对我说："看得起你，给你个面子，让你住本酒店最大的一间总统套房。"结果那晚真的是一次很惨的体验，第二天我感觉晕晕乎乎的，完全没睡好。

后来有一次，我在一间很小的房间睡，反而睡得很好。我就在想，到底房间的大小与我们的睡眠有没有关系呢？为此我请教了很多人。有一种观点认为，大房间里的氧气多，所以可以保持一晚上不会缺氧；而另外一种观点则认为，房间要聚气——人跟空调一样，如果房间太大的话，空调就会很累——如果你在一间很大的房间里睡觉，你的气就会散得很开，所以小一点儿的房间更聚气。

我观察了一下，故宫里皇上睡的房间都很小，因此我觉得可能跟小房间聚气有关。可是有人说："不对，那是因为古代取暖很麻烦，所以小一点儿的房间可以保温，大的房间通常保温效果不好。"

但是我觉得他说得也不对，对于皇上来说，保持房间的温度这件事儿不难啊，他可以下令把整个房间上上下下全烧热了。

所以，我又去问了另外一些人，他们认为，如果房间太小的话，会引起幽闭恐惧症——有些人害怕在很小的房间里睡，他们觉得会给自己带来压迫感。还有人说："有幽闭恐惧症的人，可能是在出生的时候脐带绕颈，在产道里被夹留下的后遗症。"

有一次，我去参加海灵格先生的"家庭系统排列"活动，现场有一位女士说她有幽闭恐惧症，在很小很黑暗的房间里她就会很恐惧。于是，他们做的"家排"模拟了她重新出生的过程，让她能够再次完成一个出生的仪式，然后告诉她说："恭喜你，你出生了。"又问那位女士："你是不是在小时候脐带绕颈，妈妈差点儿难产？"

这位女士说："是啊。"

原来她在出生一刹那感受到的恐惧和压力感，一直没有被去除，所以她害怕幽闭的空间。

从这件事来看，有些很荒诞或者匪夷所思的理论，也不是完全没有道理。

床幔可以让你睡得更踏实

有次我去法国参观凡尔赛宫，看见拿破仑住的房间非常大，但因为拿破仑本身不高，所以他的床其实并不是很大。我就在想，那么小的一张床放在那么大、那么高，墙面和天窗上还画了很多复杂壁画的房子里，拿破仑怎么能睡得好呢？

导游说：“这位先生，你观察得非常仔细。你知道吗，拿破仑之所以能够在这样大的一间房里安然睡觉，其实是因为他有一个很好的床幔，睡觉的时候床幔是会罩住他的。”

其实就跟中国古代那种小房子一样的床很相似，人们在晚上睡觉的时候，把床幔围起来，睡在里面就会有安全感。

我曾经住过江南的一家酒店，睡了特别好的一觉，就是因为它有床幔。而且床幔是真丝的，很透气，所以睡觉时并没有缺氧的感觉。而我在那样一个相对比较小的空间里觉得很自在，因此睡得很踏实。

后来一位朋友跟我说：“房间的大小不重要，重要的是你自己的格局。”上升到格局就没法说了，因为它没法衡量。

还有另外一位朋友告诉我：“不管怎么样，卧室里放很多植物是不好的，尤其是滴水观音这类的。”我说：“为什么？”他说：“你不知道滴水观音有毒吗？它的水滴下来会伤害皮肤。”我说：“我不碰它不就好了吗？”他说：“除了这个原因之外，还有一个很重要的常识，植物在晚上也是吸收氧气、释放二氧化碳的。所以，如果房间堆了很多绿植，你晚上睡觉是会缺氧的。”我说：“这听起来也有道理，那把窗户开个缝儿不就好了吗？”

可是有观点认为，晚上睡觉的时候，如果把窗户开个缝儿，吹进来的风叫“虚邪贼风”。什么是“贼风”呢？就是你没有意识到，但它是悄悄存在的。我后来发现，那种通过很小的缝儿吹进来的风特别刺骨，它比从宽的缝儿里吹进来的风更加锐利。这也是我自己的感受。

如果把整个房间弄得很密闭，那显然也不合适。

后来有人告诉我："其实你想多了，空气分子是很细小的，我们所在的空间，其实不会是完全密闭的，它总是可以保持氧气平衡的。"

卧室大小因人而异，但不宜过大或者过小

那么到底一间多大的房间比较适合睡觉呢？我觉得有一个特别好的答案 —— 因人而异。这在政治上和学理上都非常正确，你得自己试。

可能很多人会质疑："你到底有准儿没准儿啊？"**其实"没准儿"才是这个世界上最重要的真理，因为每个人的个体差异是很大的。**一个活得讲究的人，应该好好琢磨自己应该睡在一间大一点儿的房间，还是睡在小一点儿的房间，每个人的情况都不一样。

不过，特别大和特别小的房间，肯定都是不适合的。

什么叫特别大？超过30平方米的卧室，我觉得就是特别大。如果家里的卧室有60平方米的话，那最好还是有一个床幔罩着睡会比较好。

什么叫特别小？小得跟胶囊一样，当你躺进去的时候，可能会有一种王阳明躺在棺材里"龙场悟道"的感觉。如果你能借此了脱生死，面死而生，那也不失为一种人生感悟。但也没必要每天晚上都这样感悟一遍吧？所以房间太小，也是不大合适的。

***TIPS*:**

药枕睡眠养出好气色

南宋诗人陆游，一生过得可以说历尽磨难，但他却在那样一个医疗、卫生条件极为艰苦的时代，活到85岁的高龄。讲究养生的陆游，有一套独特的养生法——“药枕”养生法。

中医认为“头为诸阳之会”“脑为元神之府”。头部是血管、神经分布极其丰富的部位。利用药枕中药物的药性作用于头部，就能清心明目、健脑安神、调和阴阳。

药枕非常适合失眠的人。根据中医辨证施治的理论，失眠的药枕方主要有以下5种：

（1）治肝火扰心型失眠的药枕。

【适应症状】失眠多梦，甚至彻夜失眠；急躁易怒、头晕头胀、目赤耳鸣、口干口苦、食欲不振，大便干、小便黄，舌红苔黄。

【药物】钩藤500克，罗布麻叶1200克，决明子1000克。

【用法】将上述药物一起晒干。将钩藤和罗布麻叶研成粗末，与决明子混合均匀，用纱布包裹封好，装入枕芯中，制成药枕，每隔15天更换一次药物。

【功效】疏肝泄热、镇心安神。

（2）治痰热扰心型失眠的药枕。

【适应症状】心烦失眠、胸闷胃满、恶心嗳气、口苦、头重、目眩、舌偏红、苔黄腻。

【药物】白芥子1000克，皂角100克，郁金、石菖蒲各200克，陈皮500克，大茴香50克，冰片20克。

【用法】将上述药物晒干或烘干，一起研成粗末，装入枕芯中，制成药枕，每隔15天更换一次药物。

【功效】化痰清热、和中安神。

（3）治心脾两虚型失眠的药枕。

【适应症状】不易入睡、多梦易醒、心慌健忘、疲倦食少、头晕目眩、四肢无力、腹胀便溏、面无光泽、舌淡苔薄。

【药物】当归350克，黄芪250克，甘松、白术、陈皮、茯苓、熟地黄、葛根各200克，酸枣仁150克，木香50克。

【用法】将上述药物晒干或烘干，一起研成粗末，装入枕芯中，制成药枕，每隔15天更换一次药物。

【功效】补益心脾、养血安神。

（4）治心胆气虚型失眠的药枕。

【适应症状】心烦失眠、遇事易惊、心慌胆怯、紧张不安、自汗气短、倦怠乏力、舌淡苔白。

【药物】琥珀50克，夜交藤300克，酸枣仁、枸杞子、蚕砂各200克。

【用法】将酸枣仁、夜交藤、枸杞子晒干，与琥珀一起研成粗末。将此药末与蚕砂混合均匀，装入枕芯中，制成药枕，每隔15天换药一次。

【功效】益气镇惊、安神定志。

（5）治胃气不和型失眠的药枕。

【适应症状】头眠多梦、胃腹胀满或胀痛、恶心呕吐、反酸烧心、大便臭或便秘、舌苔黄腻或黄燥。

【药物】天麻80克，竹茹、石菖蒲各100克，桑叶、荷叶各200克。

【用法】将竹茹捣成绒状，与其他药物一起晒干，研成粉末。将此药末用纱布包好，装入枕芯中，制成药枕。每隔15天换药一次。

【功效】疏肝和胃。

头顶有玻璃或者镜子，睡觉会没有安全感

除了房间的大小以外，其实还有一个非常重要的细节——床上的灯。很多人卧室里装了水晶灯，想想看，就算睡着了，灯关了，其实意识里仍然隐隐地觉得头顶上坠着那么一个东西，会若有若无地担心灯掉下来砸到自己。

当然，还有一种人就更过分了，他们喜欢在天花板上装一面玻璃。我有一次去一位朋友家，他居然在客厅的天花板上装了一面镜子，我说："这就是杯弓蛇影的典故啊。"

其实一个人晚上睡觉的时候，隐隐约约感觉自己上方有个影子在晃来晃去，会造成精神紧张。如果小时候你就不习惯头顶上有一面玻璃，长大的你为了好玩弄了一面，还是挺吓人的。甚至连床的

左右两侧，最好都不要有玻璃或者是镜子。镜子会反射光线，影响睡眠质量。

总之，睡觉时让自己处在相对安全的状态当中，这才是真正重要的事情。

因为只有在安全的状态下，或者认为自己安全的状态下，你才会真正地放松。

不要有尖锐的东西对着床

关于睡觉的空间这个话题，还有一个特别有意思的观点：最好不要有尖锐的东西对着你的床。我觉得这个很容易理解，因为我们面对那些尖锐的东西，会习惯性地紧张。你不要认为不看它就没事儿了，没那么简单，因为很多时候我们是会被暗示的。

我曾经看过一部美国电影，里面有这样一个情节：一个人问：从1到7的数字里，你想到数字是3对吗？对方惊呼："你怎么知道？"因为当后者走过房间的时候，有人在他身边竖了一块标着3的牌子，然后电梯里又播放着一首与3有关的音乐，再之后又有一个人身穿带3这个符号的衣服在他面前走过……这些他可能都没有意识到，但这些没被觉察的东西，其实是能被潜意识或者无意识捕捉到的。

同样的道理，那些尖锐的地方对着你的床头，你就算是熟视无睹，没有觉察，也会受到它们的影响。闭着眼睛的时候，如果谁拿着一根铅笔对着你眉心，你都会觉得有点儿紧张。

因此，那些尖锐的东西对着床头，肯定会对你有某种暗暗的影响。这是因为人们在无意识当中仍然会接受各种信息。

让我再次强调一下，房间过大，会让一些人没有安全感；房间过小，也会让人没有安全感；头顶上有玻璃或者镜子，会让人没有安全感；被类似针刺的尖锐东西对着，也会让人没有安全感。

所以那些因缘，都只不过是些外在条件，本质上，是要让自己在安全中入睡，这才是核心。

第三节
你值得一张好床

好床应该充分贴合身体

“在哪里睡”这个问题，答案很简单 —— 当然是在床上睡。

一张好床，应该是可以帮助我们减少身体压力的。学过中学物理的人都知道，压力和压强是两回事。就像高跟鞋，它承载着的人有100斤（胖点儿的200斤）左右，由于高跟鞋的鞋跟触地面积很小，所以压强很大。

不要小看这一点，其实在床上，很多人的身体都没有与床充分地接触。这样就会带来很多问题，比如有些前凸后翘、胯部比较丰满的女生，当她睡在一张床上的时，腰是悬空的，因此腰的这部分面积就没有被计入承受压力的部分（这一部分面积可能有半平方米，或者四分之一平方米），把这部分面积分解下来，与床接触的部分所承受的压强就很大。

作用力与反作用力是相等的 —— 躺在床上，你有多重，床就会给你多重的压力。

我们的诊所有很多骨科大夫，有段时间我跟诊一位骨科大夫，经常会看见那些细腰翘臀的女生说自己腰椎间盘突出。然后大夫就问："你到底做了什么动作，导致腰椎间盘突出呢?"她说："没有啊。"

后来经过还原"你是怎么睡的""你的床是什么样的"……发现这些女生的床比较硬，所以她的身体和床接触面积是不充分的，因此压强就很大。

脊柱也会因为身材的前凸后翘而出现一点儿非自然的弯曲。这种不正常的弯曲，经年累月，水滴石穿，最后会引起腰椎间盘的膨出或突出。腰椎间盘有可能是向里突，也可能向外突。很多人腰椎间盘向里突的一个原因就是被臀部硌到，还有一些人侧睡久了，也会导致这个问题。

小孩子的微循环很顺畅，是因为他们身上没有那么多阻塞点，所以有些时候就算睡姿有些扭曲，他也不会感到疼痛——小孩子较之成人气血运行比较顺畅，那些可能因姿势不对产生疼痛的地方，可以很快地得到解决。但是年纪大了以后，人的微循环变差，长期压迫一个地方，很容易影响微循环，于是身体就会发出一个声音："你压疼我了。"

于是你就要翻身，因为翻身可以释放被压部分的压力。但在睡梦当中经常翻身，总是会影响到睡眠的质量。

其实，这中间有不同的因果关系。有人说是因为夜里老翻身导致睡得不好，有人说是因为从浅度睡眠到深度睡眠，再到快速眼动睡眠这个过程当中，由于身体受到了疼痛的压力，所以这个波形走得不完整，导致睡眠浅。

从理论上说，一张好床，应该能比较充分地与身体各个部分贴合。弹簧床垫只承受上下的压力，所以现在开始流行各种乳胶床垫。乳胶床垫是朝各个方向受力的，当你以各种角度挤压这张床时，它都会以完整的方式包裹你、承接你，尽可能地贴合你，因此你自然而然就会睡得好一点儿。

不过也有个坏处——如果你家里的床太好的话，你身体的“耐床性”就会比较差（你的阈值比较高，睡别的床时，就会不习惯）。所以有些敏感的人，换了床之后都睡得不好。

就像童话中的豌豆公主，能感受到很多层床垫下面的那一颗豌豆。

同床睡觉，各自修行

一个睡不好觉的人，会在生活中以各种方式，找各种理由（或者借口）来指责别人。你以为可以就事论事地和他讨论，其实根本就不是这件事，睡不好觉的人只是借这件事情发泄情绪而已。

这是人的一种本能，我就没有见过一个睡不好觉却脾气很好的人。

所以，一张好床，应该是能够贴合我们的身体，尽量扩大我们与其接触面积，减少压强，令睡在上面的人的翻身次数减少，从而让高质量睡眠的周期更稳定。

现在特别流行“一床两垫”。两口子睡在一张床上，感情早已从夫妻变成了合伙人，然后变成了有矛盾的合伙人。由于住宅面积有限，加上各种风言风语，因此不适合分床睡，但睡在一张床上的时候，难免会相互影响。尤其是体重还不一样的时候，这边刚刚睡着，那边“砰”地坐下去，恨不得把睡着的人弹起来，因此被吵醒的人无名之火就会生出。最可怕的是那些有教养的人——有教养的人不会马上发泄，于是就把自己“憋”到内伤。

不能发泄出来的情绪，就会往“里”走，然后开始上演各种内心戏。不是每个翻白眼的人都是坏人，但一个人在梦里如果对你翻白眼，更可怕。

传说中的同床睡觉，各自修行，其实可以体现在一张大床的两个床垫上面。我特别主张两张小床并在一起，这样各睡各的，特别具有“二分”又“一元”的感觉——“一个西瓜，切成两半，左边给你，右边给我”——跟打太极拳是一样的。

不要在床下放任何可能包含细菌的东西

关于床，还有一个非常值得和大家讨论的话题——很多人喜欢把床下面的空间利用好，尤其是居住面积比较紧张的家庭，一张大床的占地面积是很大的，所以有些人就打起了床下空间的主意——在床底下堆很多东西。

有一年回家，我赫然发现我妈给我弄了一张带抽屉的床，这也就算了，她居然把鞋放到抽屉里。我跟我妈说：“这鞋没洗干净，而且是以前穿过的鞋。”我妈说：“哦，对不起，我赶紧拿走。”当时我觉得我妈特别能理解我。

有一些本性善良的老人家，总觉得家里没点现金不安全，于是就在床底下放一个盒子，把现金放在里面。又怕别人知道，于是又在外面匆匆忙忙地堆了一些纸盒子，再塞一些旧衣服……总之都是包含细菌的东西。

如果一张床下面有很多的细菌，那么这些细菌终会以各种方式“回向”于你。

住酒店怎么才能睡得好

有点儿常识的人都知道，再好的酒店都不会换褥子和垫子，充其量换换床单，枕头也只会换枕套。想象一下，很多人睡觉时流出来的口水会穿过那层薄薄的床单，一直渗到褥子里面。

每一次住酒店的时候，我都会抑制不住地想：在这张床上，我与多少身体和灵魂共处在一个时空当中？当然，这是时空折叠的概念。但是从科学的角度，或者从微观的角度来说，他们所留下的细菌、汗液总是会渗透到床垫里的。

因此，尽可能少出差是好事，很多人说：“没办法呀，我们的工作必须出差呀。”如果真是这样的话，我建议大家，出差的时候带一条稍微厚一点儿的床单铺着，甚至再带一条枕巾。一方面，这样会更加安全和卫生；另一方面，自己的味道总是会让自己产生安全感。

对那些总是频繁换酒店住的人，我心里有一种隐隐的同情——

他们要有一个多么强大的免疫系统，才能够与种种有情、无情的众生和谐相处。这可真是经不起联想——在一张床上，你与无数人曾经经历过的信息重叠在一起，这是一种什么样的想象。

我有个朋友推荐一个方法，有一次他去一家酒店，一进门就闻到了地毯发霉的味道，床单也有点儿发霉，闻着实在很难受。那天他正好参加了一场饭局，最后还剩一点儿茅台酒，他就带了回来。到房间后，他把一点点茅台酒倒进烟灰缸点燃，让它挥发了一会儿，感觉房间里那股发霉的味道真的好了很多。有机会的话你也可以试一下，当然一定要注意安全。

总之，我们和床的关系，也是我们和自己的关系的投影。**睡好觉的人，性格就好，第二天比较开心，也比较容易展露笑容，运气也就不会太差了。**

第八章
何时睡：时间就是节律

我们为什么舍不得睡

我常常很羡慕那些有一个可以自己玩的爱好的人，比如我有位朋友喜欢吹单簧管，他可以一天吹6个小时，甚至10个小时。当他沉浸在音乐世界里的时候，他会和自己成为很好的朋友。

为什么要从这个话题开始进入呢？是因为我发现，在睡觉这个问题上，除了问“人为什么要睡觉”之外，我们还可以问一个问题——“人为什么不睡觉？”当然，这不是指那些睡不着的人，以及那些工作很忙，必须要应酬、喝酒吃饭的人。而是那些可以睡，并且有能力迅速入睡，但就是不睡的人。

这些人为什么会有这样的习惯？是因为他们开始找到了一种可以和自己玩的爱好。

以前，只有修养比较高的人，譬如音乐家、书法家，或者是打坐的人，才会借由一个自己跟自己玩的玩具“打发”时间，而且也很享受这个过程。

中国文化里大部分有意思的东西都是和自己玩的。比如钓鱼、弹琴、站桩、打坐，甚至插花，还有写字、抄经，这些和中国传统文化相关的娱乐项目，都有一个很重要的特点——与自己玩的艺术。

后来由于手机的诞生，我们甚至都不用掌握一种要靠训练得来的技能，就可以获得便捷的可供自娱的玩具。利用手机，我们可以沉浸在自己喜欢的新闻和视频里，在网上做着自己想做的事情。

享受自由的独处，是会上瘾的

有时候我在想，人不想睡觉，是一个司空见惯的都市行为，它背后隐藏的是我们很想拥有一段自由的独处时光。

这种自由的独处不是孤独，而是你愿意享受的事。孤独包含着某种对自己的不满和可怜；而独处是对一个人状态的享受。尤其是在这个“强社交”时代，有的人每天都很忙，要应酬很多事情，而他又不忍心、不舍得拒绝与别人的连接，所以白天几乎是被撕裂的。到了夜晚独处时，看看电影，看看喜欢的公众号，就合一了。

两年前，我和“喜马拉雅”的两位创始人余建军和陈小雨一起聊天。讲到“睡眠”问题时，余建军说他舍不得睡，开始的时候我感到很诧异，后来发现自己越来越理解他。因为建军兄是一个很友好的人，他会很认真地把每一件他力所能及的事情做好。所以很可能每天只有很晚时，别人都睡了，没有人再去联系他了，他才拥有一个独处的时光。

开始不想睡，后来睡不着

有天，我在公司和同事查看月度财务报表，中途休息时，跑出来在楼道里抽烟，突然有一种很强烈的回溯感。大学时，我因为不想在宿舍里抽二手烟，于是抽了一手烟。我当时觉得自己不会上瘾，以为随时可以停掉。但为什么，现在变成了一个在开会时都要跑出来抽一支烟的人呢？

原来，刚开始你只是觉得好玩，觉得自己可以控制这一切。但是习惯形成以后，你就被自己曾经放纵的欲望反向绑架了。我想说的是许多刚开始舍不得睡觉的人，后来都睡不着觉，这就是被自己开始的欲望绑架之后，慢慢发展出来的一种无奈。

我发现曾经很长一段时间里面，我也是这样的一个人。一个人越是在白天觉得事情做得不完整，没有做到自己想做的事情，他在晚上的时候，就越会发展出那一个更加纯粹、放松而自由的自我。

相信很多的朋友都会贪恋晚上11时，乃至到凌晨1时甚至2时的一段自由的个人时光。但是当我们选择了这种快乐时，我们必须要意识到它可能是对未来的透支，一种可能在未来出现情况的前奏。

所以，后来许多的睡不着觉的情况，都和刚开始不想睡觉有关。

未来的一切，都是现在各种习惯的结果

你会发现，不想睡觉慢慢引出四个方面的问题：

第一，我们要真正了解人为什么要睡觉，可以从“人为什么

不睡觉”这样一个逆向的角度去看，称之为“见诸相非相，即见如来”。

第二，很多人刚开始的时候并不是不能入睡，而是不舍得入睡。这件事情背后的深层次原因，在于我们需要一段自由的独处时光。

第三，自由的独处时光，其实是中国很多传统艺术和国学快乐法门的最重要的心法。

第四，在获得这一切快乐的同时，我们要清醒地觉察，这可能是为以后我们不得不失眠、无法自由进入睡眠所交的“定金”。

当我们意识到这一切的时候，就可以产生一种决绝力。这种决绝力是：我知道将来可能以此为代价，我现在还是选择晚点儿睡。

一个人明知未来会产生什么结果，仍然做出这样一种选择，这和他不知道未来可能会产生什么结果而做出选择，有什么区别吗？区别就是将来有一天，当他睡不着觉的时候，他会知道这是自己的原因。那他就不会对自己的失眠抱有任何的愤怒、憎恨、绝望和焦虑，因为他知道这是自己之前所造的业，也就是他自己形成的习惯的结果。

把这个话题推而广之，我们就会对自己未来的人生有一种淡定感，因为你知道未来的一切，都是自己现在各种习惯的结果。而且你已经知道它就是这样，所以对于未来，你就能够坦然了。有意思的是，当你能够对未来坦然的时候，当下的你反而更加从容。

第九章
和谁睡：各归其位，各安其所

为什么存在“和谁睡”的问题？

“睡得好觉的人运气不会太差。”这句话如果是祝福的话，当然很好。但如果你恰好睡不好觉，这样说会不会让你产生新的焦虑？你会不会觉得：“惨了，像我们这些睡不好的人，是不是运气很差？”

那么我把这句话修改一下：“睡得好觉的人，运气很好；睡不好觉的人，也恭喜你，有机会和睡不好觉的自己喝杯下午茶，或者喝杯夜茶，邀请他来看一看自己有什么诉求，为什么就是不睡？”

《诗经》里有一则故事，说的是一位古人睡不着觉。于是这个人就自己喝了很多酒，然后摇头晃脑，想要花一天时间去了解到底自己出了什么状况。也许他很早的时候就明白一个现代西方心理学常常讨论的问题：每一次的失眠背后，都隐藏着某一个你内在的纠结和困扰。

后来还是不知道，于是他就驾了一叶扁舟，把这扁舟划到湖的中间有旋涡的地方打转，希望透过离心力的方式，把自己的想法甩出来。当然这在我们看来好像很可笑，但是我却觉得他背后指向了一个中国古人的认真和高级。

中国古人对自己很在意，对自己内在的自我也充满了真正的尊重性的好奇，所以他会花一天的时间去找方法看清自己纠结的真相。就这个动机而言，很让我感到钦佩。

相较而言，我觉得大部分现代人都活得太粗糙了，不愿意认真对待自己内在的这些困扰和问题。我们有很多的理由，忙啊，说不清楚啊，过两天就算了呀……现代人的思维价值判断和生活，都过度外部化了，以至于我们对这世间最值得尊重的那个人——自己，缺乏应有的关注。

我们常常听人说要爱自己，爱自己从哪里来？觉察自己，看见自己的真心、真正的自我，才是爱的第一步。

我很喜欢爱新觉罗·毓鋆老师讲《中庸》的时候，解析的“慎”这个字儿。他说“慎独”，“慎”是谨慎的“慎”，“独”是独自的“独”。在很长的一段时间里，我都以为慎独的意思就是一人要在独处的时候很谨慎，人在做天在看，不要做苟且之事。其实，这个解释之外还有另外一个意思，“慎”的左边是个心，右边是个真，就是真心。“慎独”在毓鋆老师那里的解释是，一个人要非常认真地对待真正独处的那一个独立的“我”，也就是他最内在的真心。

现在看来，《中庸》的确是一个绝大部分人不了解，甚至是误解的一本书。就这一个解释，其实已经完美地诠释了现代西方心理学里最重要的一个假设：所有人都应该花时间去看清自己、认识自己、了解自己，并且接受自己，最终去发展自己。

每件事都是我们用来发现生活真相的媒介。

“和谁睡”这个问题，还可以拆成若干个问题，比如“应不应该让孩子和父母的某一方睡”“孩子长大了还应不应该和父母睡在一张床上”“夫妻应不应该分床睡”“夫妻什么时候应该分床睡”“单身的人应该怎么睡”等问题。

孩子跟父母睡，会导致家庭角色错位

第一个问题，“应不应该让孩子和父母的某一方睡”。我从身边一些朋友身上发现一个现象：随着孩子慢慢长大，到了上小学的时候，父亲可能常常因为工作的原因加班到很晚，而母亲又必须每天早上送孩子上学（或者送上校车），于是家里就出现了母亲带着孩子睡、父亲一个人睡的情况。

在这样的无奈之中，或许也制造出了某种小庆幸——夫妻双方偶尔在一起的时候，会有种陌生的新鲜感。有一次，我在广州采访了一对很有意思的老夫妻——海灵格夫妇。海爷爷已经很老了，基本上不说话，绝大部分时候，我只能看着他们做“家排”（家庭系统排列）。然后我跟海奶奶（索菲亚·海灵格）进行了一次很深入的谈话。

海灵格先生发展出的“家庭系统排列”，其实和中国的传统文化非常接近，他希望学员们每天都能诵读《道德经》。而在我看来，他的“家庭系统排列”跟儒家的很多观点很契合，比如海灵格先生认为如果一个人的生命状态不对，一定是把自己放错了位置。

比如老板没有成为一个好老板的角色；老公没有成为一个好老公的角色；父亲没有成为一个好父亲的角色……甚至在那些因为种种原因老大早就“不在”的家里，排名第二的孩子一直以为自己就是家里的老大。因此，种种没有处理好的问题，会导致小朋友，乃至整个家庭种种状态的不协调。

为什么我会突然说到海灵格呢？是因为我想到了一个个案——有位朋友家里就是母亲和儿子睡，因为母亲需要在早上照顾小朋友，而父亲单独睡。

结果，参照海灵格的家庭系统排列，我发现这个家庭有个特别有趣的现象——父亲慢慢地没有了做父亲的感觉，老公沦落为家里的“长工”，儿子变成母亲的“老公”，老婆变成儿子的“情人”。老婆和老公之间有种董事会成员之间的感觉——作为联合创始人，在一些家庭事务上需要协商，但在情感上已经不是“面对面”了，老婆看老公是“公公”——要么是没用的男人，要么是男朋友的爸爸。

我咨询了一些心理学界的朋友，他们说长此以往，最受伤害的其实是孩子。因为孩子会在成长的过程中突然发现，有一个男人在家里，居然对“我的女人”动手动脚，他的心里就会忿忿不平。当然他不会表现得那么明显，但那种情绪确实会存在。

更关键的是，当母亲把儿子当作自己的“老公”或“男朋友”

时，其实孩子是承担不了这份责任的。于是，许多没有表达出来的期许，在三个人当中都形成了错位。

我开始以为这只是个案，后来跟海灵格夫妇探讨这个问题时，他们说，这个问题在中国非常普遍，他们做了很多心理咨询的案例，发现许多家庭都会有这种角色位置不当的挫败感。

长此以往，母亲会对父亲丧失信心，儿子会对父亲不再那么认同，儿子本身也会慢慢地有点儿不知所措——因为随着年龄渐长，儿子可能会对那些更年轻的（与他本人同龄的）女孩子有一种隐隐的担心，觉得她们会不会太小了，会有一种发现自己在“劈腿”的罪恶感。而且当他和同龄女孩子谈恋爱时，会在内心有种对自己母亲的愧疚感，好像在一种没有完全表达清楚的状况下，他和“前女友”分手了，然后开始了一段“不伦”之恋。

其实，儿子只不过是和一位跟他年纪相仿的女孩子谈恋爱而已，可母亲会觉得自己被抛弃了，因为老公已经不再是她的老公，而她的儿子（“男朋友”）又离她而去。当然这也未必是坏事，因为这种双重打击，如果处理得当，对于女人来说可能是一个契机，能帮助她成为独立而坚强的女性。

最后，如果儿子的“新”女朋友变成儿媳妇，婆婆和儿媳妇之间会形成一种莫名其妙的紧张感。相信大部分朋友对这种情况都很容易理解，甚至还有很多人把它当作一个玩笑，彼此调侃。但你想过吗，很多事已经不再是真正的道理，也不再是显意识，它可能变成很多人的潜意识，这种潜意识会一次又一次地以某种奇怪的方式遗传下去。

这个从小被母亲当作“老公”的男孩子，后来成为真正的老公时，会不知道该如何处理“前女友”（母亲）和妻子之间的关系。于是他会从这种关系中抽离，甚至有些时候会躲避。当他和妻子有了孩子之后，他的妻子又会继续目送那个在三角关系中无法自拔的男人，然后躲到隔壁去，“爱”上自己的儿子。

“各归其位”才是一切和谐的基础

在中国，这样的关系一次又一次地错位，这样的情况已经延续了很多辈。所以海灵格先生说：“为什么中国的很多女性显得特别强势？其中包含了一种深深的怨念——她被保护、被呵护的欲望长期没有被表达和被满足，最终就会幻化成在自己可控的范围和领域里权力的放大。

“而男性往往在这样的双重关系挤压中缺了位，当他创业的时候，当他成为领导的时候……也许在关键时刻就会采取一种逃离的姿态。”

你是不是觉得这种情况非常普遍？如果是的话，请记住，当我们对这些事情有所觉察时，就要重新用一些仪式，并且清晰地告诉自己：我要从这种错觉（错位）中抽离出来，重新进入生活，告诉自己，我现在应该进入一个正确的角色。

对海灵格夫妇的访谈给了我非常大的启发——“各安其命，各归其位”，这才是一切和谐的基础。

希望你能够找到自己的位置。一个安于自己本身角色的人，行、住、坐、卧，都是与其角色相和谐的。

为什么睡觉需要仪式感?

之前讲到，很多小孩子由于从小跟着母亲睡，男孩子可能会变成母亲的“老公”，而女孩子就可能慢慢地产生一种和这个女人一起抢父亲的感觉。所以，和谁睡觉不是一件那么简单的事，它有很强的角色暗示性。

较早之前，我采访了一位叫吉利根的心理学大师，他曾在美国斯坦福催眠实验室工作过十多年，是催眠领域的翘楚。他跟我介绍了什么叫仪式感，以及角色的暗示特征。他说，人们为什么需要一场非常严肃的婚礼呢？因为你在婚礼上对着很多人庄严地承诺：“我会长时间爱这个人，不管生病、贫穷、饥饿……”你在告诉别人的同时也在告诉自己，而我们正是在被自己告知的情况下进入某种角色的。

如果你能理解这一点，就能理解孔夫子为什么那么强调“礼”了。比如男孩子长到一定年龄，要行“弱冠之礼”——成人之礼。因为在“礼”——尊重的互动当中，人的角色感会被强化。

“礼”是尊重的艺术，也是在互动的过程中保持仪式感的艺术。我们在和长辈交流过程中的眼神、角色；在送别一位朋友时，看着他消失在街角拐弯处直到看不见才回去……这一切都是你做给对方看的，但同时也是告诉自己，告诉自己的意识和潜意识：我处在这个位置。

很多朋友小时候很不幸，或者现在仍然不幸地处在角色错位中，实际上他们应该完成一次“斋心”的过程，明确地告诉自己：“我现在是儿子，我不是这个女人的‘老公’，也不是她的‘男朋友’，我仅仅是她的儿子。”同时，也要告诉母亲：“我仅仅是你的儿子，你应该回到我父亲身边。”

如果你是不小心成为自己儿子“老婆”的女人，你也应该告诉他：“我仅仅是你的妈妈，不代表别的，我就是你的妈妈。这是你的命运，也是我的命运。”

夫妻之间，也应该告诉对方：“我是你的妻子（丈夫）。”

彼此之间不光要说出来，更要在所有日常里，表达出这种角色感。

一个国家，如果没有明确的精神上的皈依，就会导致一系列混乱。同理，一个公司就更容易让我们理解这种情况了。那些有好几个老板，却没有最终拍板、没有最终负责任的人的公司，一定会生出内乱。

最典型的就如一些夫妻共同创业的公司，当公司发展到一定程度时，员工就会在老板和老板娘（另一个老板）里站队，并利用他们之间的矛盾获取利益。当然这是指智商、情商很高的员工，更多智商、情商欠佳的员工就可能在双方过招的夹缝中痛不欲生。

一些朋友未必认同我的观点，但我看到的最好的公司都是这样的，一定有个一言九鼎，并且敢为公司可能出现的任何不确定性负责任的人，而且每位员工都知道，最终要听他的。我看到的所有成功的公司都是如此，无一例外。

所以，各自的角色需要借由语言、行为、仪式感，次第表达出来。这是一个系统得以稳健，系统当中的每个个体能够怡然自得的基础。

入眠之后，你才能回归最根本的角色

早些年，我和吴伯凡讨论《少有人走的路》这本书时，聊到一个话题——很多人一直不愿意让自己成为成年人，是因为他始终没有放下自己内心的“小孩”。正是这个原因，导致这些人即使头发已经灰白，本该承担起社会、家庭的角色时，却在某些关键时刻做出匪夷所思的事情。

而睡眠，往往是一种很重要的场景设计，它是我们扮演的种种角色中，最底层、最生活化、最常见而且最重复的一种角色设定。

如果你的睡眠角色错乱，就一定会带来一系列问题。解决它的方法就是回归其位，用语音，用正确的睡眠环境、睡眠知识，还有其他一系列的日常行为，帮助自己回到那个本应扮演的角色上。而且内心要非常清楚地知道，当下的“我”正扮演着一个什么样的角色。

就像我在“喜马拉雅”做《睡睡平安》这个节目的时候，不断地告诉自己：“我是一个和大家分享睡眠感受的同学，不是一个教你‘一招制敌’、马上就能睡好觉的人。如果我不是一个帮助你用简单有效的粗暴方法马上睡好觉的人，如果之前你抱有这样的期许或受到过这样的暗示，请允许我告诉你：我只不过是一个和你一起关心睡觉这件事的人，并且提醒你：睡觉，是我们人生当中最重要的仪式。”

当我们认真对待睡眠的时候，睡眠会回报我们丰沛的能量。

夫妻应不应该睡在一张床上

关于“合法夫妻应不应该睡在一张床上”这个话题，肯定有许多朋友会疑惑，这个话题有讨论的必要吗？也许有。

我们可以把它分成两种情况。

第一种情况：年纪稍长一点儿的夫妻应不应该睡在一张床上？

我在给朋友们介绍一些关于睡眠的常识时，经常会问他们：“你们会建议自己的父母在六七十岁时分床睡吗？”他们说：“你为什么要问这个？”我说：“临床发现，老人家容易感冒的原因往往和被子分配不均有关。”

如果两个人在一张床上睡得比较开，中间就会有缝隙。由于老年人的身体对于温度变化比较敏感，被子盖不好就很容易着凉。

还有一些夫妻，一方力气比较大，晚上睡着以后“原形毕露”，会把整个被子都裹在自己身上，剩下的一方只能用被子的一个角盖住半边身体，肩膀露在外面，这样也很容易着凉。很多得肩周炎的患者，都是着凉导致的。所以如果不能分床的话，我也常常建议朋友们：分被。这样的话，每个人都有一床被子能够裹着自己两边的肩膀。

第二种情况：年轻夫妻应不应该睡在一张床上？

当年轻夫妻睡在一张床上时，他们对彼此的态度会慢慢改变。我的一位朋友曾告诉我："以前我老公在被子里放屁，我觉得还能接受。可是不知道从什么时候开始，我完全不能忍受这个老男人在被子里放屁，这太暴力、太迫害人性了。"

问题在于，为什么他年轻时放屁你不介意，现在反倒介意了？背后的原因到底是什么？是因为不爱了，还是因为彼此之间太熟悉了？也许都不是。可能仅仅是你自己变弱了——年轻时身体的含氧量比较高（这当然是个玩笑）。

我们可以借由这些细节，观察亲密关系的变化。还有一些很常见的场景，比如夫妻一方好不容易睡着了，另一方过来"啪"，一屁股坐在弹簧床上，把已经睡着的人从睡梦中弹醒。于是，已经睡着的一方内心开始窝火，但又不能发脾气，因为已经是深夜了，吵架显得很没有涵养。但这种隐隐的抱怨，会裹挟在日复一日的睡梦中，终有一天，会以某种方式在另一个生活场景中（比如儿女教育、身体不好的状况……），不期而遇，爆发出来。

不改变对方，是两个人走下去的唯一可能

有一天，我碰见很久以前认识的一位香港同事，他是香港著名作家，也是位教授。

他跟我说："你知道吗？我最近好开心。"我问："为什么？"他说："我工作的大学终于给了我一套更大的房子，以至于我和我老婆可以一人一个房间。女儿去读书了，只有我们两个人在家里的时候，

可以各自在自己的房间里看书、打坐，把袜子扔在地上也不用担心对方异样的眼光……如果要见面，先打电话预约一下。否则如果我正跟一位熟悉的异性朋友打电话，有个人突然冲进房间，神情多少都会有点儿不自然。”

婚姻可以分成三个阶段，第一个阶段是彼此强烈地吸引，恨不得常常黏在一起。这种类似发烧的精神上的非正常状况，大概会持续9个月，有些人持续的时间会长一点儿。

接着互相就会产生一种厌倦感，大多数人身处幸福的婚姻一段时间后，就会变得讨厌对方。这种讨厌可能不那么明显，但其实本质上是两种生活模式，两个人身体里祖祖辈辈的两群人的不兼容。然后，有些人就开始争吵、离婚，或抢夺话语权、裁判权。许多人没有走到这一段尽头，就离婚了。

现在北京离婚率已经达到39%～40%，这个数据还没有统计那些事实上等于结婚、只是没领证的人。如果其中一些人运气好的话，他们知道这是两性关系的第二阶段。

少数人也许有机会进入婚姻的第三个阶段——升华。彼此都知道自己和对方并不是完全一致的人，都理性地从成熟的角度发现，应该给予对方空间，让她/他成为如其本来的一个人。

不试图改变对方，是两个人能够继续往下走的唯一可能。某些比较成功的婚姻，就基于这样一种认知。两个人终于发现，在婚姻当中应当保持对彼此的尊重，相敬如宾，给予对方充分的自由，不以改变对方为共处前提，甚至连改变对方的想法都没有，在这种基础上开始第二次的“婚内创业”。

我见过一些走到第三个阶段的朋友，他们在婚姻里保持了一种不统不独、既统又独的状态。**在婚姻里，如果可以做到既能保持名义上的合法同居状态，又能保持事实上的精神，乃至肉体上的相对独立状态，真的是一件很幸运的事情。**

按道理说，每个人的肉体和精神最终都还是自己的，你要对自己的肉体和精神负责。两个明明已经想在精神上回归各自独立状态的人，却由于没有受到充分的相关训练和教育，被某种私以为的状态所裹挟，非要像新婚或婚前的那种状态拧在一起，多少显得有点儿不成熟。

自己和自己玩，才是这辈子的梦想

说回之前讲的那位香港的教授朋友，他说自己和老婆在把女儿送去读书以后，再加上种种因缘，终于有了一种可以分房而睡的生活。晚餐的时候，他们会互相发短信，相约在客厅见面。如果有一方不愿意出来，另一方也会关照一下："要不要帮你叫外卖?"

其实他有一半时间是独自在自己的房间里吃饭。因为他觉得，独自吃饭其实是一件很愉快的事，如果被迫要在"公共区域"吃饭，就会显得尴尬。两个人吃饭的口味未必要一样，两个人吃饭的时间也未必要相同，而且这会为他们偶尔在一起吃饭，创造一种约会似的甜蜜感。

男人，到了一个阶段，终于发现原来自己和自己玩，才是持续了大半辈子的梦想。你可以心无挂碍，没有道德批判，没有情绪上的慌张，开始一段与自己独处的悠然时光。

后来他告诉我，原来他老婆也有这种期望，只不过以前不好意思说，怕引起误会。你说，人生大梦3万天，如果在误会当中蹉跎了，真是一件遗憾的事。

我还有一位朋友，经常出差，有些时候会觉得很愧疚。后来他发现，其实他老婆挺希望他出差的，因为只有当他出差的时候，他老婆才不需要接受他的种种要求，也不用照顾他，可以省出很多时间去阅读，看自己想看的电影，与其他女性朋友打电话打到凌晨一两点……

现代社会真是一个奇怪的社会，各种通信工具和社交网络把我们变成了一个又一个网络上的节点，我们好像和世界变得很亲密，但其实每个人都愈发追求不受任何关系束缚的独立状态。

或许是时候两口子讨论一下，把一些长久以来内心压抑的渴望与对方分享。这样，你会发现自己一直不好意思说出来的想独立的愿望，原来对方也有。

千万不要以为女性是男性的附属品，这年头，其实大部分男人比女人更没有独立能力。洗双袜子、做顿饭……其实你未必做得比你老婆好，而且在精神上，她可能更渴望独处。

所以我建议，有能力的家庭，实行“一家两房”或“一房两床”——“偶尔打主场，偶尔打客场”。这件事听起来，总是让人目眩神迷地向往。李宗盛有一首歌唱道：“总是平白无故的难过起来，然而大伙都在，笑话正是精彩。”

你想过吗，其实在人群当中，每个人都会不自觉地发现那个孤独的自己，并且最终接受它，就像每天不管你是不是抱着一个人入睡，结果都是独自进入黑暗的梦乡。

我们每个人都是独自来到世界，最终也会独自地走。

每天的睡眠，在某种程度上来说，就是对这场人生大戏的预演。

如果你在马上要睡着的时候，还能觉察到“我快睡着了”，每天享受自己进入睡眠的那个瞬间，是一件非常好的事情。

有一位研究催眠的朋友告诉我：“如果你能很清楚地记得自己马上就要睡着的那个状态，就把它牢牢地记住。训练好这种入睡状态，之后你每次想要入睡时，只要唤起那种马上要入睡的感觉，就会很快睡着。”

后来，我发现在“知乎”上有一条类似的回答，有一位朋友提到了这种状态。这种将睡未睡、马上要睡，但还有一点儿觉察的状态，据说叫“冥冥”。

那么，到底和谁睡呢？**到头来不管你和谁睡，其实最终都是和自己睡。**

第十章
睡眠就是睡出你的节拍

睡眠：整理记忆的魔法师

人，为什么需要睡觉？我看过一篇文章，算是一个比较全面的学术分析。说睡眠有个很重要的功能，就是帮助我们遗忘。

人们平时在白天的时候，“眼耳鼻舌身意，色声香味触法”，不同的管道，都会进去很多的信息。有些是你意识到的，有些则可能是你没意识到的。

比如你在地铁里面被别人顶了一下。当时你很愤怒，但是也没来得及反应。因为那个撞你的人，后来就消失在地铁的人群当中，也找不着了。但是这个情绪留在那儿了，成了你的一个记忆。后来你每天都挤地铁，甚至都没有意识到你被人顶撞了。但是这些事情不断发生着，对你的大脑或者身体而言，产生了某种信息的传入。

在睡梦过程当中，我们的大脑，其实扮演着一个很重要的角色，就是对记忆进行整理。中间涉及很多学术上的问题，比如快波睡眠、慢波睡眠、脑神经递质之间的连接等。

如果有科学研究精神的朋友，可继续做深入的研究，我在这里就不讲太多专有名词了。

许多科学家多样的研究成果似乎都说明，人的睡眠过程也是对白天所输入的信息进行整理的过程，在某一些睡眠阶段中，我们是把这些信息进行了归纳整理，“码齐”之后，成为比较长久的记忆，甚至变成了我们的意识。

还有一些时候，我们需要在睡眠当中，把一些会给我们带来伤害的信息清除掉，或者遗忘掉，从而避免我们受到伤害。

这就解释了一件事：为什么每一个人想起过去，多少都觉得还是不错，挺美好的。说起大学、童年，好像都是满满的幸福感。其实那是大脑的一种自我保护机制，它只是把那些不愉快的事情忘记了。

如果你深入回忆，甚至问其他同学，就会发现你在小学的时候，是班里面经常被别人欺负的那一个，是长得并不出众的那一个。你在大学的时候是被“劈腿”的那一个……这些都产生了很多深刻的记忆，但是忘记之后觉得还可以。

这并非说我就是这样一个大大咧咧的人，我也目睹了其他人是这样子的，我也有自己的、不足为外人道的痛苦，但是睡眠帮我们把它扔进了更深的地方，也许不能真正遗忘，但是它帮我们进行了整理。

用睡眠把记忆刻入脑海

有研究结果显示，快波睡眠，也就是快速眼动阶段，有助于记忆的整理和稳固。所以有经验的父母看见小朋友睡觉，眼睛在翻的时候，就知道他正在做梦了。

这时候如果你把一些信息在他耳边讲一讲，说不定他就能听进去，并记下来。我有个朋友在做一个实验，这里讲出来供大家参考。他每天晚上，会跟他的儿子讲一些音乐、历史、地理，还有重要的财务管理的知识。然后总会放一些背景音乐，甚至还会调配某种味道的香薰，然后等孩子在睡着并进入快速眼动阶段的时候，就点这个香薰，放这个音乐。他认为这有助于孩子在快速眼动、整理记忆的阶段，把这些最重要的事情锁定在孩子脑中，让他记住。

看过电影《盗梦空间》的人都有记忆，特定音乐响起来的时候，就是某些重要的时刻。不管在梦的哪一层，这个音乐一起，就可以起到某种锚定的作用。所以我那个朋友，就是用声音和气味帮助孩子锚定，好记住那些最重要的信息。

有一些研究成果显示，当我们处在慢波睡眠，就是深度睡眠的某一些阶段时，我们某些伤心的往事就会被遗忘掉或者过滤掉，它就不再让我们感到那么痛苦。人需要一些很深度的睡眠，才能够忘掉经受过的痛苦。

一个人年龄渐长以后，为什么总是忘不了那些不能忘却的伤处和痛苦呢？就是因为深度睡眠时间越来越少了。

用睡眠安抚你的情绪

我有个朋友曾经告诉我，他在梦里面，如果跟一个曾经爱过，但已分手的女孩说了再见，那么后来再看见这个女孩的名字、微信、电话，以及其他关于她的信息时，他心中就不再会有波澜。也就是说，他那些曾经有的痛苦情绪已经被带走了，或者是已经被隐藏在更深的地方了。

一想起来，有些东西可能永远都不会被带走，只不过被扔进了更深的地方，我就想提醒那些接受催眠的朋友——有人随便接受催眠，结果沉渣泛起，被人催眠之后，把深层次的，很多各种时期的有意识、无意识的东西全翻出来了。

催眠师可以一走了之，只留下一个神经错乱的你在那里。

总之，人在睡眠当中，需要整理记忆，把一些记录下来，把一些遗忘或者埋得更深。所以说睡眠具有双向调节功能，既能够帮助我们固定记忆，又能够帮助我们抹去一些痛苦的记忆。

这个双向调节功能很像中药三七粉，三七粉很神奇，它既能够止血，又能够活血。比如一个伤口，上面喷一点以三七为主要成分的云南白药，你会发现它能够止血。但是很多人也吃一些三七粉，因为它能够活血，有助于缓解脑血栓、血瘀。

万事万物总是在矛盾当中重新建立统一的，此为不二法门。

重要的是睡完整个周期

我们再来讨论一个“睡多长时间”的问题。

《自然》（*Nature*）杂志有一篇文章，专门从基因的角度去讨论睡眠，有些人的基因决定他一天只睡4～5小时，就已经足够支撑一天的工作。但从一些最新的研究看，这类人往往白天会有更多短睡眠。

很多事业特别成功的人，其实睡觉时间并不长。我记得曾经有人讨论过很多企业家，他们都是很早起床的，每天只睡4～5小时，但是精神却非常好。

在中国古代的相书里，也对那些身体基础特别好的人有一些描述，认为这些人大贵。其实原理很简单，别人都扛不住的时候，他们还扛得住，当然就有机会付出更多努力——世界总是公平的。但是，这种人在人群当中的比例很小，你我就不要勉强了，还是应该睡足够多的时间才对。

什么叫“睡足够多”？很简单，睡醒之后，大脑是清醒的，不觉得力不从心，不会因为没有睡饱，连想问题的力量都不够，更不要说去做更多奋进的事情。

还有一些人，其基因导致他们要睡很长时间，比如9～10小时才够。如果你恰好是这种人，恭喜，你比大部分人更能享受到睡眠之乐。但这类人最怕由于种种外界的干扰导致睡不够——我认识很多这样的人，好像总是睡不够。

关于睡眠的时间长短，与一样东西有关——深度睡眠时间。睡眠分成若干个周期，从浅睡眠到深度睡眠，又从深度睡眠到浅睡眠……关于睡眠周期的分法有四分法，也有五分法。大部分研究睡眠的人都会告诉你：“最重要的是把整个周期过完，这是个活儿，套路要完整。”

如果你在深度睡眠的时候，突然被打断，或者由于种种原因醒来，就会有一种很难受的感觉，这叫“起床气”。有育儿经验的妈妈或者爸爸都知道，小孩子在睡得很香的时候，如果你突然把他弄醒，估计就会“永无宁日”——在很长的一段时间内，他都会发脾气。

我们成人也是这样，只不过由于理性和教养使然，才会控制住自己的“起床气”。因此，**有些事情要向婴儿学习，或者向小孩子学习，学习什么？学习他们自然而正常地表达自己的情绪。**

晚睡晚起，未必是个问题

关于睡眠时间有很多讨论，有些人说要睡子午觉，甚至有人强调一定要在晚上11时以前就入睡。当然，子时睡觉是非常重要的。研究中医的朋友或者相信中医的朋友，都会认同这个观点。

但有一些研究表明，什么时候睡觉并不那么重要，重要的是睡觉的量。我觉得睡觉的量一定是因人而异的，比如有些晚睡晚起的人，会产生一种“好像一天什么都还没干就已经过去”的错觉，因为上午11时醒，磨磨蹭蹭吃完早午餐，正式开始做事情，差不多已经下午2时了，到下午六七点钟的时候天黑了，就会觉得这一天就这么过去了。

这种“好像一天什么都还没干就已经过去”的感觉特别糟糕，

也许从下午6时到晚上12时有很多的工作时间，也确实做了很多事情，但还是会隐隐觉得自己辜负了时光。

晚睡晚起会使人有一种隐隐的自责，这种自责，其实挺伤身体的。就像一个屡次戒烟屡次失败的人，那个伤害就是“我又失败了，我怎么变成一个连烟都戒不了的人呢”。

减肥也是一样，当你通过控制饮食，终于瘦了一点儿，最后却忍不住美食的诱惑，又开始放纵，又走上了周而复始的道路——长胖是一回事，自责是另外一回事，那种觉得“我真糟糕啊”“我对自己的生命太不负责了”的心理暗示，可能对我们的影响更大。

所以到底是不是应该在晚上子时睡觉，是不是应该早睡早起，争议很大。我认为应该因人而异，每个人可以用自己的生物钟去体验。**如果你恰好是一个晚睡晚起的人，请你觉察到，那种由于晚睡晚起而产生的自责，才可能是对你的一种伤害。**

研究表明，在睡觉的过程当中，尤其是中午小憩的时候，时间不要太长。因为一个睡眠周期通常是90分钟，如果你睡到30～70分钟的时候，很可能正处在深度睡眠，而你又必须起来的话，就会很累，还要花30分钟去恢复。所以与其那样，不如浅尝辄止，睡一二十分钟，稍微休息一下就起来——“小睡怡情，大睡伤身”，没睡到已经进入深度睡眠状态，时间又不够继续睡下去，对于我们身体的伤害，其实挺严重的。

全然接受并认同自己

综上所述，睡觉时间的长短，是一件因人而异的事情，以你是否舒服和第二天醒来的整个状态作为参照指标，不要刻舟求剑，用一个所谓的“标准时间”要求自己。

但我的确常听到一些朋友说：“以前我是一个晚睡晚起的人，但是自从参加了早起打卡之类的活动以后，早上起来可以做一顿对得起自己的早餐，甚至还可以泡一壶茶，然后从容地展开一天的生活。这种睡觉习惯对于我来说好像也可以。”

一般情况下，早起的人到晚上八九点钟就开始困了，晚上10时差不多就可以睡了。生物周期一旦这样重新建立起来之后，会产生一种“哇，一天好充实，一天没有白过”的自我肯定感。这种自我肯定感，给我们每天的睡眠带来了一种别样的幸福。

表面上看，这是一个睡觉时间的问题，其实背后是一个你是否全然地接受自己，并且认同自己的问题。如果你每天早睡早起，而且恰好你又觉得这样的状态很好的话，为什么不可以试一下呢？

一位朋友告诉我，自从他坚持早睡早起以后，晚上10时就睡觉，那些经常在晚上跟他联系的狐朋狗友消失了，于是他换了一群朋友。这群早睡早起的朋友，似乎都是积极正向的人，愿意用自己的努力去管理自己的人——自控能力比较强的人。

“物以类聚，人以群分”“同声相应，同气相求”，如果你身边都是这种对自己生活负责任的人，慢慢地你也会成为这样一颗“种子”，把正向情绪分享给周围的人。

相信一个每天早上很从容地吃完早餐，迎着阳光去上班，然后晚上早早地就睡的人，会有一种“我是正常人”的肯定感。

当然，并不是说晚睡晚起有什么不好，而是说对于绝大部分人来说，早睡早起比较健康。如果你完全没有这样的心理障碍，不受这个限制，那你就“跳出三界外，不在五行中”，也不是坏事儿。

因此，重点不是早睡早起，而是你是否会对自己的状态安心。**对自己的状态安心的人，会让旁边的人觉得舒服，自己也更加舒服。**

***TIPS*:**

我们不是“百灵鸟”

20世纪90年代，德国一些拥有特殊睡眠习惯的人和一些天生的贪睡者成立了一个协会，该协会以表示时差的物理学概念“delta-t”命名。他们自称为“亚正常人群”，他们的目标是帮助所有晚起者，这些人与早起者的“正常”睡眠习惯格格不入，而是习惯于自己独特的“亚正常”生活。他们的信条是：“我们既不是混子，也不是懒虫。我们只是在睡觉时间上有些错位，还有些人睡得比一般人略长一些”（摘自1994年9月9日《法兰克福评论报》）。

君特·海因里希·沃克公开承认自己是一个贪睡者，他在接受报纸采访时表示，希望能够得到那些“百灵鸟”们的宽容。早在上小学的时候，在睡眠方面，他就遇到了很大问题。前三节课，他虽然坐在教室里，但脑子却总是昏昏沉沉的。相反，到了夜里，他却格外清醒，学习效率很高，他是典型的“猫头鹰”。

第十一章
睡好觉可能治疗几十种疾病

说了那么多“玄”的，现在我们来说些“硬”的。

睡眠不足或者质量太差，除了造成我之前说的那些有点“形而上”的状况，当然也会造成西医上可以检测，或者说能被量化的问题。所以这一章，我们可能要讨论一点你不乐意看的东西，多少给你增加一点睡眠压力，同时也是早早钻进被窝的动力。

觉没睡好就容易得病，这似乎是一个直观体验。比如，你如果感冒了，你妈或者你爱人，包括不希望你请病假的领导，都会关照你“多喝热水多睡觉”。那么，这个“少睡容易得病”的经验是对的吗，还是那种所谓“自我实现的预言”，因为造成了你的担心，继而影响了你的健康？

根据实证研究结果，很不幸，这是真的。

心血管发病概率提升

我们都有这种经验：睡得差，或者很晚并且本人也困极了，但就是睡不着的情况下，心脏有时就怦怦怦跳得特别快。所以我们不用看论文就知道，睡眠差一定会影响心脏。但是有多大影响呢？那还是得看实证研究结论。

第一项研究受试者是女性，结果表明，睡眠少，冠心病的发病风险就会增加。

还有一项研究证实，每晚睡5小时以下的人，发生心血管疾病，比如中风或心肌梗死的风险，会增加2～3倍，在那些轮班工人的身上也发现了类似情况，因为他们常常是昼夜颠倒的。

这个我们之前就说过，比如空姐这种看起来光鲜的职业，对从业者的健康影响是比较负面的。但这些都是工作所需，不得已而为之，那么借助其他办法，包括本书介绍的办法去改善情况，也不失为一种亡羊补牢。

免疫力下降

睡眠剥夺，听起来是一种惨无人道的残酷实验，但居然真的有人做过。当然，是在实验对象知情并且同意的前提下。实验是找了一些年轻人，测试睡眠剥夺和免疫力之间的关系。

结果，不让这些年轻人睡好觉，就激活了他们身体的防御机制，显示出身体出现了炎症。那这些“小白鼠”到底睡了多久呢？6小时左右。这个严格来说谈不上“睡眠剥夺”，顶多叫“部分睡眠剥夺”，就是你睡了一些觉，但不完全够你所需要的睡眠时间，另一种说法叫“睡眠负债”。

比如，某人每晚需要7.5小时的睡眠，但实际上只睡了4～6小时，这种情形就是部分睡眠剥夺。一天睡得不够，大多数人依然会状态正常或接近正常。但如果持续几天，问题就会变得明显起来。

6小时，这可能是现在许多年轻人的睡眠时长，所以这个实验是很能贩卖焦虑的，每天睡6小时左右，身体就警觉起来了，出现了全身炎症的反应，并且引起了疼痛和酸痛感——这也是个直观体验，觉没睡好，早上腰酸背痛，浑身麻酥酥的，这其实是你的整个身体发炎了，它“发言”说：老大，如果身体有工会，我早去投诉你了，请给我充分的休息时间，不然我只好罢工，大家来个两败俱伤！

而且不只是炎症那么简单，没睡够，早上不但腰酸背痛，浑身酸懒，还可能导致骨质疏松症或自身免疫病。

另外还有个“湿乎乎”的不良反应：失禁。根据美国一项研究的观察结果，如果你每晚睡觉不到5小时，那么失禁的可能性会增加接近1倍，尤其是中老年人。

另外有一项研究，证明了睡眠减少与疫苗效果之间有负相关。受试者连续6个晚上只睡4小时，然后立即接种流感疫苗，过了10天一测，比睡得好的人，抗体水平低了一半。

总之，睡不够就体虚、体弱，这个结论是肯定的。

癌症风险增加

日本人针对女性做过一项研究，而且他们的样本很多，有两万多名中老年女性受试，研究者发现，每晚睡6小时或更少的女性，与每晚睡9小时的相比，患乳腺癌的风险有所增加。

还有一项美国人做的研究，有一千多名受试者，结果显示，比起睡够7小时以上的人，那些每晚睡眠少于6小时的人，患结肠直肠息肉的风险要高50%。

有一项以色列与美国研究机构联合发表的报告说，根据动物实验，那种碎片化的睡眠会影响免疫系统，使我们的抗癌能力衰减。报告的作者认为，睡眠受到干扰的情况下，体内本来会对抗癌细胞的巨噬细胞就会“叛变”，反而帮助癌细胞扩散。报告中给出的建议是：睡前关掉不必要的光源和手机等干扰物，营造一个更好的睡眠环境。

为什么睡不好觉患癌概率就会增加，现在还有研究者认为，主要由松果体分泌的褪黑素，是睡眠与癌症之间联系的关键因素。较短的睡眠导致夜间分泌褪黑素的时间较短，而褪黑素是一种反氧化剂，可以帮DNA避免或减少损伤。

对于女性而言，褪黑素还具有延缓雌激素分泌的功能。褪黑素分泌得少，那么雌激素分泌得就多，雌激素会刺激乳房和卵巢中癌细胞的分裂。

所以说，熬夜导致的褪黑素分泌减少，就与特定癌症比如乳腺癌的风险增加联系上了。

另外有研究显示，褪黑素缺乏，与白血病、前列腺癌也有相关性。

肥胖

现在许多白领会自嘲，说自己变胖属于“工伤”，当然一般我们会想到压力越大，越想吃很多东西，特别是油炸的、甜的。压力和进食之间的关系我们就不讨论了，单从睡眠角度看，这个肥肉的“工伤”完全不是一个玩笑。

在一天当中，我们的生长激素分泌并不均衡，睡眠中分泌多于清醒的时候。睡眠中分泌也不是均匀的，前半夜黄金睡眠周期里分泌得比较多。那么，你在最黄金的时候不睡觉，或者说睡眠质量低，深度睡眠时间少，就会导致生长激素分泌不足。

生长激素少，基础代谢就低。不幸的是，人的热量消耗主要就靠基础代谢，也就是你清醒着但是啥都不干、乖乖待着时的代谢。相比起运动造成的消耗，这种基础代谢消耗才是大头。可想而知，基础代谢低了，你吃饭又没少，除了“膨胀”也没别的结果。

睡太少还会改变你身体用来调节食欲的激素分泌水平。具体来说，那种比较短的睡眠模式，导致了瘦素分泌低。瘦素，名副其实，一方面能让你不那么想吃，降低食欲，另一方面又能抑制脂肪合成。如果你睡得少，就打压了瘦素，又增加了食欲，可以说是祸不单行。

肥胖与睡眠的另一个间接关联，在于长期睡不够会造成生理压力，继而导致身体的慢性发炎。面对炎症，身体就会开启保护机制，也就是储存能量和水。

也就是说，睡不够你不但肥肉多了，还会出现水肿，雪上加霜啊。

衰老

在一项由瑞典斯德哥尔摩的卡罗林斯卡学院进行的研究中，研究员们分别在志愿者享有8小时的睡眠和在保持31小时的清醒后用照相机记录下他们的状态。另一组志愿者看到这些照片后会评估每个人看起来健康和富有吸引力的程度。志愿者们睡眠被剥夺后拍摄的照片，被认为比较不健康和缺乏吸引力。

有一项更深入的研究揭示，睡眠被剥夺后将导致眼睛变红、黑眼圈加深、皮肤更为暗沉以及出现更多皱纹。

研究事实证明，睡眠不佳的证据，都会体现在脸上。人类的皮肤紧致平滑的原因在于胶原蛋白的存在。随着年龄的增长，我们身体内的胶原蛋白数量在减少，肌肤开始变得松弛并出现皱纹。数晚的糟糕睡眠会导致身体产生压力激素。这种激素就阻碍胶原蛋白的生成，致使皮肤显得不健康，出现皱纹和黑眼圈。

糖尿病风险增加

除了肥胖，统计数据显示，整整一半的糖尿病患者身上，都存在着睡眠问题，这个比例远高于一般人群。研究者通过“残酷”的睡眠剥夺实验，证明了睡不够觉，就会提升糖尿病患病风险。这种后果，其直接原因是胰岛素阻抗。

胰岛素这种东西，就是当你吃了个菠萝派，消化吸收，葡萄糖进入血液，这时候你胰脏上的胰岛一看“发糖”了，就很亢奋，于是分泌出胰岛素。

胰岛素能做什么？它就是胰岛给你的肌肉细胞和脂肪细胞打的电话，告诉它们上头发糖了，可以大快朵颐了。它们就张开贪婪的嘴巴，开始吃“糖”。而胰岛素抵抗，就是你的细胞得了“厌糖症”，不想吃“糖”了，胰岛素打多少通电话都没用，那头不接。

好了，脂肪和肌肉细胞不吃，那么葡萄糖就囤在血液里，可是胰腺里面的β细胞一看糖还是那么多啊，那我接着“打call”，也就是接着分泌胰岛素。所以对于存在胰岛素抵抗的人，血糖也高，胰岛素浓度也高。

而关键问题是，细胞不吃“糖”，也不能等着饿死啊！它就吃另一种“垃圾食品”——脂肪酸，吃来吃去，那些脂肪酸的渣渣，也就是游离脂肪酸，就跑到血液里面去了，而这种东西，正好克制胰腺里头的β细胞，就消磨β细胞。长此以往，它就丧失了自理能力，就不分泌胰岛素了。

胰岛素抵抗这种情况，如果持续十几二十年，那么这个人得糖尿病，尤其是2型糖尿病的概率就很大。

而残酷的实证研究发现，睡眠剥夺，就会直接引起某些代谢问题，而这些代谢问题，又会诱发胰岛素抵抗，胰岛素抵抗持续下去，就会导致糖尿病。这就是从睡眠不足到糖尿病的曲折路线，但这条路确实存在。

当然，这些实证研究比较极端，通常指的是每晚只睡4小时，持续好几天。持续几天就能造成不好的趋势，如果一个人每天睡不够，持续多少年，未必就不会导致类似的结果。

说完了肥胖和糖尿病，在这里补充一句：肥胖除了会增加糖尿病的罹患概率，也会增加睡眠呼吸暂停综合征的风险，所以很多糖尿病患者都同时也有睡眠呼吸暂停综合征的情况。

记忆力减退，思维迟钝

没睡好觉的一个直观感受，就是那种浑浊、沉重、潮乎乎的感觉。其实，在某些方言里，“潮乎”就是“傻”的意思。如果你持续睡不好觉，就会感觉到这样一个过程：原本你是下午3时开始脑子“潮乎乎”，后来就提前到2时，再后来慢慢提前到中午甚至上午11时。

这是为什么呢？我们在第四章中也提过，人在睡着的时候（不包括快速眼动期），脑细胞之间的缝隙会变大，这样脑脊液就能流通，把里面的垃圾冲洗掉。

大脑里面的垃圾，主要是β淀粉样蛋白，这种东西沉积在大脑内部，沉积在大脑各个不同区域，就会影响相应位置的脑神经细胞发挥它该有的功能，包括记忆、认知、空间感、语言等。而且我们现在发现，β淀粉样蛋白结成的斑块，也是阿尔茨海默症的主要诱发原因。阿尔茨海默症患者，其β淀粉样蛋白的堆积，大概从发病前20年就开始了。

深度睡眠中的一种“洗脑”机制，就是帮你清除这种大脑垃圾。大概是2019年10月的时候，《科学》刊登了一篇美国波士顿大学的重要论文，其中就第一次公开了脑脊液“洗脑”的具体机制，他们还第一次发现了人在进入睡眠后，血液会周期性地大量流出大脑，血液一出去，脑脊液就趁机涌入，把那些淀粉样蛋白给冲掉。

这个过程完成得越充分，你一觉醒来，就觉得越清爽。

脑脊液的清理作用，其实早在2013年就在小白鼠身上证明过了。但2019年这项研究成果之所以具有重大意义，是因为凭借更新的技术手段，它距离最终揭示阿尔茨海默症和睡眠之间的关系又近了一步。

所以，熬夜会变笨，熬夜会让人“潮乎”一整天，这件事“实锤”了，它正式从一个直观体验变成了科学验证过的事实。

增加慢性肾脏疾病风险

与糖尿病患者类似，慢性肾脏疾病与睡眠不足之间，也有一条双向车道。慢性肾脏疾病患者很多都有睡眠障碍，这可能不是肾脏疾病本身引起的，而是其他并发症或治疗手段比如透析引起的。但睡眠品质低，会反过来严重降低患者的生活品质，并且显著增加其死亡率。

睡眠不足引起的沮丧

睡眠不足不仅对身体健康有影响，也影响着心理健康。比如，大约90%的抑郁症患者经常在午夜辗转难眠或突然惊醒。双相情感障碍症患者的临床表现为时而极度兴奋、躁动不安，时而又会极度抑郁低落。

同样，这一情绪的紊乱也与睡眠问题相关，狂躁症患者通常每晚只能睡3小时左右，有时甚至好几天都无法入睡。

精神分裂症的临床表现包括出现幻觉、妄想和思维混乱等症状，这些也与糟糕的睡眠分不开。有研究表明，大约70%的患者遭受着不易入睡、睡眠过长或生物钟昼夜颠倒等问题的困扰。

儿童注意力缺陷

最后，在睡眠问题和儿童注意缺陷多动障碍（ADHD）之间也存在着有趣的关系。对于儿童而言，睡眠不足不会导致瞌睡，相反会使他们更加活跃。许多研究提供的证据表明，很多被诊断为注意缺陷多动障碍的儿童往往遭受与呼吸相关的睡眠紊乱的困扰，俗称为“睡眠呼吸暂停综合征”，他们进入深层睡眠的能力处于较低水平。

那么，关于可能会给你添堵的种种问题，就总结到这里。接下来，我们回归“形而上”，继续“谈人生”。

第十二章
睡出更好的自己

记忆与遗忘——睡眠的两个功能

我们大概知道睡觉有两个功能。

第一个，是为了记忆而睡。睡眠分成两个阶段，慢波睡眠与异相睡眠。在慢波睡眠里，我们的睡眠是为了巩固记忆，比如以前学完了英语单词，睡前再背背，第二天早上会加强，因为经过睡眠的巩固之后，它就会被编码进入我们的知识库。

第二个，是为了遗忘而睡。另外一部分睡眠中做的梦，其实是为了遗忘——实际上也并没有真遗忘，我甚至怀疑这个世界上没有遗忘这回事，所有经历过的事情其实都是被储存下来的，只是它被分布到一些不太会被调用的地方。

就像我们把电脑上一些常用的应用放在桌面，随时可以打开，甚至开机自动启动。还有一些就把它放在一些比较深的地方，平常不打开，也不会损耗我们每次开机的内存和算力。因为一个东西如果处在表层，它其实一直都会隐隐地影响你，你要始终想着它，就像我们的手机，如果同时点开了十几二十个应用，就算你没看它，其实它也时时在后台运行。

所以有些时候，我们的大脑就需要把一些东西刻意地进行表层遗忘，把它放到更深的位置，让它不至于占用大脑太多的运算。

睡眠在做一件什么事情？经过这个重组之后，它会让大脑空间腾挪得更加自如。如果装得实在太多，它就会采取一种机制：忘记。

排除噪声，惟精惟一

老子说，人要能做到经常静一静，就是“致虚极，守静笃”，他是告诉我们，要把优质资源集中在优质的事情上，不要让其他的事情干扰我们的生活。他很早就意识到，我们的大脑其实不足以支撑这么大的信息量。而现代人，身边实际上有大量的这种“噪声”，这些碎片化的、噪声式的东西刺激了现代人。

我们随便翻一翻“抖音”之类的APP，一刷就是一两个小时，却没有想到它们给大脑造成了很严重的负担。这些负担，大脑其实需要花很多时间进行缓存处理。

另外还有蓝光：我们都知道眼睛受到蓝光刺激，会令人的中枢神经兴奋，所以早上起来的时候，你看看蓝天很容易就醒了。晚上要睡觉时应该减少蓝光、增加黄光，但是很多人在睡觉之前，用蓝光的屏幕，再加上碎片化的阅读和视频，使交感神经兴奋，导致入睡困难，睡眠质量变差。

这也说明了，为什么现在90后、00后的青少年都开始出现睡眠问题了。我们小的时候再忙、再累，睡一觉总能精神满满，这是因为睡前干扰因素少，没有电子设备带来的兴奋刺激。

想象可能替代经验

还有一件事：当一个东西变成记忆的时候，它就同时变成了经验——当它深入刻印到我们身体的某些独特区间时，就变成经验了，甚至会代替事实。

有一次我去华为，一位领导送了一本书给我。他们正在研究脑科学，发现大部分人认知世界的过程是这样的：先接触，再学习，然后再锻炼，之后强化锻炼，让它进入大脑深层，最后变成已经体验过的真实经验。这样，下一次你面对类似情况时，就会有处理的能力，就是说从学到习，到最后是认知，然后变成能力。学、习、认知、能力，是这样的一个过程。

但是如果你有办法，经过很少的锻炼，或者甚至不锻炼，仅仅通过在大脑中的深度想象，你也可能跳过这个锻炼的过程，直接从学习变成经验和认知。如果你学的东西是一个没有发生过的事情，但是你也反复强化了，最后你可能也会认为，它是你经验的一部分。

我记得大学的时候，一篇英语课文就讲，一位老医生和一位年轻医生最大区别是什么？意外还是一样地发生，第一次是这样，后来也还是这样。老医生面对这种事情，比较镇定，不会特别慌。

再比如说，我刚开始做演讲的时候，如果没想清楚我要说什么，上台之前就很紧张，但是因为讲了很多年了，也发生过那种不知道讲什么事，结果上台之后效果还挺好的情况。

有这么几次之后，我现在绝大多数时候，上台前都不知道讲什么，只有站到台上才知道。甚至有些时候准备好了，结果一到现场，发现氛围跟我想讲的东西不太一致，就临时改了，效果也挺好。

有了若干次不准备却讲得好的经验之后，你下次不准备的时候就不会慌。不会慌的背后是什么？其实就是一种认知或者一种经验，就是“没事儿”。明明你没准备，但是觉得没事儿，就不慌了。这一类事情会发生在几乎每一个领域。

所以我们是有可能经由很少甚至是不经过身体训练，仅仅是在大脑里面通过想象来完成对一件事情的认知，并且变成理解的。

我有一个同学，她跟别人讲，班里面有个人有一次把校长办公室的花盆给偷了，偷完之后受到校长惩罚，她觉得特别好笑，跟她老公讲过好几次。结果后来有了微信，同学们都加了群，全班同学都说当时那个人就是你，她死活不承认，可是全班同学都记得是她，都过了那么多年了，也没有撒谎的道理，何况全班同学众口一词，也没有串通过，全部都说那就是你，学校还通报批评过。

她完全忘记了，如果去做测谎实验的话，她一定会顺利通过，因为她整个的身体指标，都是反应为坚信那个事实。

放在人类集体无意识里就更是这样了。我们对于世界史，对于中国史，对于很多历史事件，基本上没有办法确认这是不是真实。历史在很大程度上是我们想象的结果。

所以有句话说：哪有历史？一切历史都是当代史。

信念可以成为现实

所以，我开始研究大脑是怎么工作的，后来发现，很多人可能借由催眠会达到一种认知上的平移、改变。我的一个同事，参加过一个课程，课上他拿着一个洋葱，老师对他进行了催眠以后，说你现在吃的是苹果，他咬了一口，发现这苹果很好吃，很香。但被唤醒之后，他一看那是个洋葱，马上整个身体都是吃了生洋葱的反应。然后再进入催眠状态，他又继续吃“苹果”，身体完全是吃苹果的反应。

在古印度有这样的一门艺术，有些人被深度催眠，他真的觉得自己不会被烫到，然后他就把手伸到油锅里面，把铜钱给拿出来。当然也有人说是因为他们手上涂了某种药，或者运用了其他技术手段，要么干脆就是结合了催眠和魔术的一种幻术。

但不可否认，我们每个人都有关于自己童年想象的经历。儿童教育心理学家告诉我们：小孩子在3～5岁的阶段，特别喜欢说谎，说在学校里面他是怎么优秀，成绩特别好什么的。父母发现不是他说的那样，认为他说谎就打他。

其实父母不了解，这个阶段的孩子很难区分想象和回忆，他在讲这件事情的时候，可不是想来骗你，只是想象自己成为这个样子。他讲出来之后，自己觉得就是这样的。

我本人也有过类似的体会，曾经把自己想象成一个很优秀的人。比如说，我曾常年跟别人讲，我做了12年的数学课代表，从小学一年级一直到高三，以至于在很长一段时间里，我都坚信这一点。后来有一天我安静下来，对这件事起了疑心，就很认真地问了好几个同学，结果他们说其实不是，我就是高三这一年做了数学课代表，小学也做过，中间很长时间都不是数学课代表。

我说不可能，这对我来说简直是人生颠覆。不过他们又补充说，因为那个时候我在做学习委员，可能也兼一部分数学课代表的工作，但的确不是数学课代表。但是在我的印象里面，就完全认为我是做了整整12年数学课代表。所以就算我以文科生的身份考上大学，我仍然坚信身体里有理科的种子。这个事情很可乐，但是这个事情发生之后，我就发现原来人是可以透过自我暗示和自我催眠，让自己成为一个想象中的人。

我的老师蔡志忠先生跟我说过，他学桥牌，学了几个月就开始代表台湾省参赛，经常和围棋国手聂卫平老师组队，去打桥牌冠军赛。蔡老师有一整个台子的亚洲冠军杯、亚洲锦标赛之类的奖杯。我问他怎么能够做到，他说绝大部分人都不会想象自己拿到奖牌的样子，包括心情和状态。为什么有些人会经常拿？因为你如果很努力地拿过一次，再拿第二次其实就容易了，因为你的心里已经有了拿过冠军的经验。

所以为什么说中小学老师，最好是那些好学校毕业的呢？因为他会有意无意地告诉你，读清华北大太简单。你天天见到的老师，名校毕业，就在你身边，就是这个普普通通的样子。但是如果一个老师可能毕业于某个地级市的师范中专，在他的言语和暗示当中，就传递了能考上北京的学校就很不错了，清华北大？天哪，没听过！

所以一个孩子可能就是因为老师这样讲，他这一辈子就认为自己能够考到北京就相当不错了。

当然，名校不名校，我没有孰高孰低的评价，只是从这个事情上来举例。

在人类历史上还有一个非常有意思的现象，在相当长一段时间里，百米赛跑中都没有运动员能够跑进10秒，然而当出现了第一个跑进10秒的人之后，几乎每年奥运会都有人可以跑进10秒了。人类的体能会突然一下就提高吗？不会，只是因为在很长一段时间里人类集体认为，百米跑进10秒是不可能的。一旦达到，一旦相信，就可以突破。

在资本界也是这样。当年百度上市的时候，我记得特别清楚，那年谷歌账上有80亿美元现金，而同一年百度、新浪、搜狐、网易这四家公司的市值总和都不到80亿美元。而现在呢？滴滴这一轮估值都已经超500亿了，今日头条是1000亿了——美元。那是为什么？是不是它们的心量打开了？

再说一个跟所有人最相关的事情，也就是房价。我们小时候觉得一套房子几千元乃至一万多元钱一平方米，市中心一套房子要小100万元。当时就觉得天哪，怎么办？这一辈子每个月挣这么点钱，一辈子都赚不够100万元。现在看看呢？

所以当大家不相信一件事的时候，它就不会发生。但是随着你看到这件事情并且相信，你很容易就接受，那这件事情也就格外容易发生。

相信能做到，就更可能做到

我讲这些事，是想反复说明一件事情：我们大脑的认知机制，使得我们相信这件事情之后，它发生的概率比我们不相信时要大得多，而相信可以通过两种途径达成：一种是实在发生过，另一种就是通过足够深入的想象。

那如何让我们在不经历这个事情，在想象里面就完成“体验”？我们大脑平常有个封闭机制，它会定义真实和虚拟之间的区别。它认为真实发生的事情可信，没有真实发生的事情不可信。但其实它是有漏洞的。重点不在于是否真实发生过，而是你是不是真的相信。真的相信以后，不论一件事有没有真实发生，我们的身体反应、情绪反应都是一视同仁的。

那么，这件事对我有何意义？就是蔡老师帮我开启了一个智慧，他说只要你相信可以做到，那做得到的概率就会大很多。倒不是拍胸脯保证肯定能做到，但你刚开始时仅仅因为相信，就能使做到的概率大很多，而真的做到以后，这种相信就会强化并且越来越强。所以拿了一个冠军就会拿第二个，拿到第二个就更容易拿到第三个，就更可能拿到10个冠军。

疾病也是一样的。有很多人拿到化验单，上面说他胃里或者肝上长了一个小东西，还没说具体什么问题呢，只是说长了个小东西，这个人所有的情绪都完全是按长了一个东西一样，表现出恐惧和担忧。

前两天我看了一个资料，说现在特定白血病的治愈率已经很高了。曾经北京大学有个学霸，他很年轻得了白血病，而当时格列卫刚好在美国上市，所以他很早就开始吃，现在十几年过去了各项指标还很正常。他还组织了一个巨大的资源共享团去支持其他人对抗白血病。

我还认识一个人，以前我在“国学堂”采访的一位老师，他得了肝癌，后来身体好转了，最后他是死于感冒。死后查他的身体组织，看肝脏还有没有癌细胞，结果肝是全身上下所有脏器里最健康的。

所以，就是人们对癌症的认知，把它的恶劣后果强化了，给强调到必死无疑的程度。尤其是白血病。有人统计过，韩剧中大概有两千多个主人公死于白血病，形成了强大的负面暗示。

做自己意识的主人，能取舍，能抽身

我想说的是，如何在催眠或者睡眠过程当中，重塑自己的意识，让自己曾经一些不好的经验、认知被抹去，或者是被放在更深的位置上，把一些好的、能够让自己更积极乐观的情绪和意识，塑造成为我们意识的主要架构。这些事情，不一定仅仅在睡眠当中完成。

我采访过著名的睡眠专家，美国斯坦福大学的斯蒂芬·吉利根博士（Stephen Gilligan）。他是很著名的催眠专家，他的老师米尔顿·艾瑞克森（Milton Erickson）也是催眠界的泰斗。吉利根博士已经在这个行业里面工作很多年了。

他说催眠可以分成若干个阶段，第一个阶段是让你完全睡过去。

第二个阶段是让你相信某一些其他的东西，在短时间之内出现行为偏差。第三个阶段是潜移默化的催眠，以至于你还没有意识到发生催眠，就已经完全接受了。

一个人应该像主人一样，决定自己应该拥有什么样的意识种子，甚至超乎此，一个人应该知道什么时候应该从意识的凡理中抽离出来。也就是知道这些东西都是可装卸的，放得进去，也拿得出来，你可以在一刹那从这一套意识编码里抽身而出，然后像一个清醒的人，看别人睡觉和做梦。

这时你就不再会被那些由场景语境和在这个话术与催眠体系里所构造的梦幻泡影的世界所伤害，于是你开始形成某种情绪的独立性。进而，你既可以入戏很深，让自己完全沉浸在这个体系当中，又可以出戏很快，瞬间抽离，“旁观”自己以前是如何受到这样一个催眠体系的影响，以及导致了什么情绪反应。我们的情绪反应，不过是这样一个体现。

整个人生，皆是不同程度的睡眠

我这几年一直在做一个实验，这个实验很有意义，叫“枕着《论语》，睡出更好的自己”。还有就是“枕着《庄子》，提升我们的灵魂版本”，这等于在做什么事情呢？当然认同这些内容的朋友，应该在听或听过这个课程。

我讲得也很真诚，甚至我讲的过程也是一次自我催眠。我以前不喜欢《论语》，不喜欢孔子，更偏爱《庄子》。我讲《论语》讲了一年之后，忽然觉得自己变成了一个有点责任心的人，当我放纵自己的时候，会有一点点些微的自责——虽然只有一点点。

我每次讲《论语》就觉得在打脸，里面的每句话都是对自己的批评。但就算这样，讲来讲去讲了一年，仍然会发现自己成了一个更负责任的人。

那么睡眠呢？其实我们各种状态，只是不同程度的睡眠，我们现在醒着，其实也在另外一场梦里面。埃隆·马斯克说，他坚定地认为，根据人类历史的发展轨迹来判断，很可能我们是处在一个培养皿里面的、另外一个维度的生命。

他们做了一个实验，让我们就像游戏里面的角色一样，拥有了一点点自以为拥有的判断力。那你怎么知道未来他们就不会开发一款游戏，那里面的角色，会根据算法产生一些独立的情绪和反应呢？游戏里面的人，可以有表情、有动作，可以根据游戏场景自己做出反应。而我们只要去睡觉，去看看他明天早上练到什么程度。你怎么知道我们现在不是另外一个层面上的游戏角色呢？

如果把睡眠分成不同层次，再去看每晚躺在床上的这段睡眠，那你就可以认为它是若干层睡眠中的一层。而且你有可能在睡眠中还梦见自己睡着。这个我经历过。有一天，我太累了，睡着以后梦到自己在睡，陷入了更深的睡眠，然后在梦里面又醒了。

有个朋友说电影《盗梦空间》展现出来的，其实是一些人的实验或者设想，就是我们完全可以通过意识的植入、上传和下载完成对世界的认知。

以前只是电影，最近埃隆·马斯克已经公布了脑机接口的初步成果，在动物实验中获得了很高的成功率。还有《自然》杂志上也发表了一篇论文，显示出对一些癫痫患者脑波的读取，已经可以成功解读70%的英语单词了。霍金走得太早，如果霍金再晚走几年，说不定他可以更加自由地表达想法。

理想的老年，应该决定你现在怎么活

现在，我们已经能比较清楚地看到：大脑如何认知世界，并且形成我们认为的今天的真实，这件事情其实是可以置换的。你可以没经历过这件事情，但是却可以真正地体验过这件事情。未来还没有发生的，你也可以通过想象先产生体验，比如先体会做冠军的快乐，再去成为冠军。

这就是《金刚经》讲的“过去之心不可得，现在之心不可得，未来之心不可得”。

我们一直都觉得要先产生经验，再产生认知，或者先有个体验，再产生认知。在一些我所认识的聪明的人那里，他们不这样，他们先产生结果，先在心里面把这结果想清楚了，再一步步倒推。

蔡老师给我举了一个例子，他说其实我们每个人都有这个能力，比如说你要搭11时30分的飞机，你一定会在10时30分左右，最晚10时45分就到机场；如果从你家开车要1小时，一定在9时30分要出门，那么你一定会在9时30分以前洗漱完毕。为什么你在9时10分开始做这件事情，而且做得还不错呢？是因为你知道11时30分飞机要起飞，而且过往的经验都告诉你需要这么长时间，所以你就完全按照这个流程走。

那问题就来了：我们大部分人从来不去想自己要过什么样的生活，比如大部分人都会死，应该多少会有一个墓志铭，哪怕是在微博上的一句话或者微信上的一句话。但是大部分人从来不去想这件事情，也不由这个理想中的墓志铭去倒推。

如果能够寿终正寝，那么你首先会老。查理·芒格说：优雅地、不受屈辱地老去，是你这一辈子做的所有正确的事情的总和，所有正确和不正确的事情最后有个结余（balance）。

如果你有盈余，就是好的老年，而各种亏损，这其实就是一生中种种原因的结果：该努力赚钱的时候你不去努力赚钱，该学习的时候你不去学习，该锻炼身体时你不去锻炼身体，诸如此类。

因为人一定会老，这个结果是确定的，那么我们就去想该怎么老。

有了这个想象之后，你再去倒推现在的行为，所以一个好的人生，可以是想象的结果，想象和梦对我们的大脑来说是一样的，尤其大脑在放松的时候。有些人甚至觉得梦里面的经验更真实，对我们的情绪影响更大。

梦境与真实，没有森严壁垒

我有一个朋友早上醒来，突然被他老婆打了一耳光，很莫名其妙，问："你为什么打我？"他老婆说："昨晚在梦里面你对我不好，把我气惨了。"虽然我们听起来觉得很好笑，但我很理解他老婆的那种愤怒是真实的。我们在梦里的愤怒、悲伤，往往比现实生活中更加真实。

我还有一个朋友，他母亲过世的时候都没有那么悲伤，但是在梦里，他梦见母亲时哭得很伤心。因为我们在现实生活中往往会有理智，会有种种意识的噪声，会控制住我们的情绪，但是在梦里情绪会被释放出来，所以你都很难说到底梦里的你是真的，还是在现实生活中的你是真的。

如果就情绪的真实性而言，可能梦里面的你更真实。所以我们在白天和晚上尤其是睡梦当中，比如说 θ 波为优势脑波时，对外界信息呈现高度的受暗示状态。

不管你是梦到的事件，或者正好这个时候外部原因让你产生了这个梦，都很容易变成你“真实”的回忆和认知，这个“真实”要打引号，因为实际上并没有真实。只是你相信了，你的整个身体自主神经系统跟这个认知是匹配的，你认为它就是真的，于是这个“真实”的事情就会发生。

我们大脑很容易就被绕过。有一天，有个老师跟我说：“待会儿我跟你说几句话之后，你的手会张开。”我不相信，当时也有其他几个人在场都在看。结果过了一会儿，收不住，手就张开了。其实他是靠重复、暗示加强化，如果在睡眠时重复、暗示、强化，尤其是跟音乐、情绪这类东西相关联时，被植入的认知就会变得很真实。

传说美国心理学家马丁·加拉德做过一个实验，一个死囚犯蒙着双眼，被绑在床上，身上被放上了探测体温、血压、心电、脑电的仪器。法官来到床边宣布对他执行死刑，牧师也祝福他的灵魂早日升入天堂。

这时，他被告知将用放血的方法致死。随着法官的一声令下，早已准备好的一位助手走上前去，用小木片在他的手腕上划了一下，接着把事先准备好的一个水龙头打开，向床下一个铜盆中滴水，发出叮咚的声音。伴随着由快到慢的滴水节奏，死囚心里产生了极大的恐惧感，他感到自己的血正在一点点流失。

各种探测仪器如实地把死囚的各种变化记录了下来：囚犯出现典型的“失血”症状；最后，那个死囚昏了过去。当然这个“实验”虽说广为传播，但很可能是不存在的。但“人可能被吓死”，这一点是毫无疑问的。

所以美国生理学家坎农（Walter Bradford Cannon）就提出过“伏都教死亡”（Voodoo Death）的概念，就是由心理暗示和情绪冲击引起的死亡，那不等于单纯的“被吓死”，而是一个人完全感觉自己处于被暗示的状态中，比如喝了毒药（其实无毒），他完全相信自己喝了毒药并且生理上有相对应的反应，甚至导致死亡。

人生大戏，可以预演

所以“睡出更好的自己”，本质上是什么呢？就是你想成为这样一个人，你认为这样的人更好。比如你想成为更善良的人，甚至想改变自己的样貌，都是可以想象出来的。

你会看到好的演员，通常有两种入戏方法：一种是叫模仿法，这个比较常规；另一种叫内生法，就像被上身一样。有些演员总用后一种方法来演，可以长得不像但是演得神似。但这样的话，就很“伤”。很多演员完全想象自己是另一个人，完全把自己带进角色了。

这种演员很敬业，但如果演完这个戏不及时出戏的话，就会成问题。他曾经坚信自己就是那个人，因为只有坚信才能自然而然地做出那个人的表情和反应。那其实不是演，而是“散”出来的。真正的好演员是把要演的那个人的状态装到自己的意识深处，在无意识的表演过程中，自然而然流露出来。他，完全就是那个人。

还有一个例子：有一个德国人叫沃尔夫冈·贝特莱奇（Wolfgang Beltracchi），他爸爸是一个画家，小的时候他也学油画。后来他就开始模仿高更、塞尚这些人的画。他的做法是去找一些高更、塞尚同时期的画布，还用那个时期的方法自制颜料。

比如他要画某个画家在30岁左右的作品，他可以透过传记知道这个人当时生活在某个村庄，经常徘徊在某条河边，那么沃尔夫冈就真的会在那儿站着，去体会这位画家当时的状态。然后他不是模仿这位画家以前的画，而是重新创作一幅，但是连最专业的艺术鉴赏家都认为那是真迹。后来他因为一个细节败露，被逮捕了。

他说大概95%的画已经流入各大收藏家和拍卖行那里，永远也没人知道是不是真的，再过100年之后，大家认为这些就是高更、塞尚的作品。你也认为是真的，他也认为是，专家也认为是，拍卖都拍过好几次了，每次拍卖纪录也佐证了它们的真实性，那它们就是真的了。

每天睡前，清空杂念，设想完满

所以，睡眠要做的很重要的事情，就是在每天睡眠之前要有意识地把今天不开心的事情清空掉。清空的方法就是要利用图像思维，想象一个大型的电脑桌面，这个不愉快画面正在播放，你单击右键，选择“删除”，那个画面“啾”一声就缩进了垃圾桶里。你需要去想象这个情景。

稻盛和夫说，他每天晚上睡觉之前要打坐，叫作禅定，就是把这些东西删除掉。这个叫什么呢？叫睡身体之前先睡心、睡脑。先把意识清空再去睡，否则的话你的大脑就像一台待机的手机，后台依然运行着许多应用，依然在大量消耗算力和电池。你理解这个状态吗？所以睡眠之前要做些有仪式感的观想。

因为我们现在已经太相信“啾”一声删除文件这个意象了，对我们来说因为重复太多次了，所以它对大脑是可以产生作用的。我的删除方法就是把不高兴的事、不想去多想的事，右键一点，“啾”一声让它缩到垃圾桶里去，那个画面很完整的。就这么“啾”到最后，就会弹出一些比较美好的想象，不需要真实发生过，但都是你特别希望发生的事情。

这件事情我做了很多遍，比如我们工作的院子，完全是我想象出来的结果。没有设计师，我就站在这里，对包工头说要铺这样的地毯，这种灰砖。他说，这怎么可能会好看？我说，就这样，你让大家这么做，出事我负责。有的时候做出来，我觉得这个样子不对，重换一个。他说，那多浪费，你为什么不早弄清楚？我说我现在才

知道 —— 总之不管建造过程怎么样，结果是整个庭院所有的细节，包括光线，都是我每天晚上睡觉之前就想好的。

我当时想象到什么程度呢？甚至想到人们走进来，看见我这个房子时的表情。还想到站在这个院子里面，闻到的淡淡木香，感受到阳光穿过尘埃，照到地面的光斑，听到的雨水敲打的声音。

这个就跟电影《盗梦空间》里面筑梦师做的事情一样。她搭一个模型，要有街道的每个细节，如果搭得不好，比如这条地毯没搭好，人家就很容易发现这是个假梦。我这个“自在喜舍”其实就有不完备的地方，有些细节是临时在现场加的。

我建议，每天睡觉前，把自己特别想成为的那个人的样子想一遍。这件事情我已经做了很多年。现在我向大家补充介绍一个方法，就是先删除掉你不愿去想的事。也不是说什么都不要想，很难做到什么都不想，除非是对人生彻底绝望的人。你绝望到一定程度，加上年龄大了，激素很少了，就很容易进入空境。因为没什么好想的了，觉得一切都没意思。

如果你做不到不想，而你又不愿去想某些东西，最好的方法就是专心去想一件你特别愿意想的事情，因为只有做你最想做的事才不累。你有什么特别想要的状态吗？那你为什么还没有实现？“事有不成必有所惧”，那你在害怕什么呢？

***TIPS*:**

先打呼噜后睡觉

我们的身体是一个很复杂的全息的接受系统。有一个有趣的说法，人脑是爬行动物大脑进化而来的，所以保留了一部分爬行动物的应激反应，肌肉放松时大脑会觉得在坠落，这时就会自发地轻微电击一下，看看肢体是否会响应，就是我们常说的“看看你还活着吗”。所以有时候我们睡得很熟时，手会突然抽动一下然后惊醒。

我还有一个自己发现的入睡法门。我睡觉有时会打呼噜，那么当实在睡不着的时候，就悟出一个很好的方法，这是我的秘密发现，之前从未讲过，在这里首次公开：还没睡着之前，就自己先把呼噜打起来，打两个就睡着了。大脑觉得你该睡了，不然怎么打呼噜了呢？然后就睡着了。

对人生的预演，越具体越好

我们的大脑其实是什么呢？借由上述例子可以看出，大脑是一个全息的汇总机制，你可能通过声音、动作，还可能透过味道和想象，透过对于情绪的一些观想，透过温度，甚至某一个音符……这些东西都可以跟某种身体和意识的状态进行锚定，我们称之为“意识锚定”。这个锚定一旦建立起来，如果关联得很多元化，就会产生非常逼真的感觉。我们现在看3D电影就觉得很逼真了，如果是4D，加上喷水之类的呢？

有一次我在香港看一部科幻片《头号玩家》，看的就是4D版，那个椅子会抖，看完脑袋直晕。这还只是视觉、听觉加抖动，你大脑就进入那种状态了，如果再加上气味呢？如果你眼睛、耳朵、鼻子、舌头……全都感觉逼真的时候，你就会认为这是真实的。西方谚语说，如果有个动物，看起来像鸭子，走路像鸭子，叫得像鸭子，下的是鸭蛋，那它就是只鸭子，对吧？尽管它可能是只塑料鸭子。

我举这个例子，是要说明当我们不光靠想象，而且在想的时候配合其他情境，比如说你在半梦半醒之间想自己减肥成功的样子，同时闻到一股佛手柑的清香，加一点点的陈皮的味道，还一直在伴随着一种音乐，甚至还有味觉的配合 —— 含在嘴里面的一块零食。

如果能再加强一些，比如说当时你穿着某一款睡衣……时间长了，大脑就会认为这件事情已经发生。基于大脑的运作机制，只要其中的三五个条件一具备，其他条件就会自动补上。

因为它们是同时“打包”涌现出来的，若干个条件，色、声、香、味、触、法，这些元素，其实互相成了条件反射的激发源，同时涌向大脑，形成了一个综合的印象，产生一种真实的感觉。

刚开始的时候，你元素准备得越齐备越好，到后来抽掉几个元素，大脑也会接受，因为大脑算法一看，这几个差不多都是“熟人”，那其他的可能也是，就放进来吧。

所以真正的催眠是全息催眠，不仅仅是观想，在古代密宗，叫“身口意”。观想着那个样子，同时手上有一个特定动作来强化身体记忆，口里面还念着咒语。这个咒语，包括了它带来的口腔震动的感觉和耳朵听到的感觉。如果再点着一支香，时间长了，就会真的进入禅境。

以前拍电视剧跟现在不一样。现在电视剧几天就拍完了，还有很多替身。以前拍电视剧很认真，把演员们关起来拍。87版《红楼梦》就是个典型的集体催眠。《红楼梦》原著里面，一群小孩十几岁就开始谈恋爱，整个《红楼梦》电视剧就是那么一群小孩演的。

王扶林先生是一个非常负责任的导演，让这些孩子全部生活在一个相似的情境里面。不像现在都是拿电影棚搭的景，他是正儿八经修了一个实景，演员们天天穿着古代的戏服，天天读古书，天天在这里打情骂俏。就这么过了段时间，主子就成了主子，奴才就成了奴才，黛玉就成了黛玉，宝玉就成了宝玉，熙凤也就成了熙凤。

你会看到，后来他们很多演员其实是没有完成切割的，拍完戏之后没有完成一个精神的洗礼，剧组一没就散了。散了之后各自带着几年所形成的全息印象，投入各自的红尘，回到自己的生活圈子里面去了。这些记忆，这些他们没有明确认知到的情绪反应，就会变成他们在现实生活中，种种无意识行为的根源。

我们很多童年记忆也是一样。对于我来说，我将来很大概率还是会去一个类似公寓的地方，楼上、楼下大家都很熟，远处是饭堂，这边就是篮球场。因为我是一个大院里长大的，但不是在北京的那些大院，而是“八线”城市的大院。

我相信有一天你老了之后，终将会回到那个童年状态去，因为它构成了我们的“相信”。尤瓦尔在《人类简史》里说，一群人之所以能够凝聚在一起，是因为有共同的语言和共同的信仰，也就是共同的“故事线”。

一个公司也是一样的，马云在阿里巴巴做了一件事情：营造一种侠客的氛围。他让员工从自己的现实世界里面抽离出来。进入阿里巴巴，就不要按照在现实世界的生活方式去生活了，所以他给每个人取了花名，这是他企业文化建设的重要部分。当你在组织里面的时候，就不再是你个人，而是变成那个体系里面的一个人的状态。

这就是为什么阿里巴巴这家公司做到这么大，仍然有强大的战斗力和集中力。腾讯有腾讯的企业文化，阿里巴巴有阿里巴巴的企业文化，我以前工作过的凤凰卫视和百度也都有自己的企业文化。当然，后来是因为我融入不进百度的企业文化，就从百度出来了。

我感觉，我们应该通过一系列有意识的重塑，去让自己补上年轻时没学完整的一课。大部分的人在童年时，由于种种原因，比如父母不懂，周遭环境也可能有这样那样的缺陷，总之大部分的人都带着一个“伤残”的童年记忆长大。

比如说大部分人都坚信自己不会写毛笔字，因为小的时候就没认真写过，都不知道怎么用笔。但其实只要你坚持81天睡前抄经，都不用81天，21天你就会看见字写得很好了，为什么呢？

因为当你长大后，就很容易控制自己的身体了。而小时候完全没有动力写毛笔字，觉得没有意义。现在你的动力很强，你就是要写一手漂亮的小楷，觉得写好字很高级，也不像别的爱好那么贵。

如果一个成年人现在有动力，又有学习方法，又能坚持，21天以后，大部分人都能写出相对规范、漂亮的小楷，81天之后字就非常漂亮了。所以我们大部分人一辈子都活在一个想象当中，就是“我不可能把毛笔字写好，因为小的时候就没写好”，其实根本不需要这个想象。

同样的道理，我们小时候有很多类似的场景，都是没有补足的。但是我们现在长大了，当我们开始了解知识，重新认识这些事情之后，完全可以重塑自己的童年，补足小时候没有受到的良好教育，或者是对之前的经验进行重新解释。有句话说，**有些人要用童年治疗一辈子，有些人要用一辈子来治疗童年**。

对于绝大部分人来说，要用一辈子来治疗童年。我经过了深刻的反省，现在把自己的故事分享给大家，就是给大家一个参照，看看我是如何做“睡前建设”的。

在很长的一段时间里，我对于学医这件事情有所恐惧，觉得学中医是件很困难的事情——整个医学都很难。而且我们现在是要开医馆，是非常注重临床疗效的。

事实上，我认识的好多中医疗效都很好，道理很简单，你疗效不好就没人找你，没人找你你就没钱。所以真正在民营医院里的中医大夫，非常专注于医术。因为只要医术提高了，他收入就会很高。所以，对待怎么才能治好病这事情，我是很严肃、认真的。但是我觉得这个事情对我而言总是难以解决。

有一段时间我在想，如果我成为一个我理想中的好大夫，会怎么样？我觉得起码应该有三个基础条件。

第一，要有比较好的西医学基础：解剖的、生理的，哪怕没系统学习过，至少我在朝这个方向学习，并且坚持终身学习。原则上，只要你努力学，你愿意学，连怎么造原子弹你都可以学会。所以第一要有足够好的西医常识。

第二，对于医学正在发生的最新进展，要有充分的了解。

第三，要有中医的精神。甚至包括能够把小楷写好，在一张好宣纸上，把方子写得很漂亮，就像故宫里那些方子一样。这不是我的需要，而是很多患者会觉得这个很重要。

所以你去看一个大夫，他很了解你的病情，也知道你正在发生什么事情，摸完了脉，最后用一手漂亮的小楷毛笔字开处方，这完全符合患者对一个好中医的期待。这时候患者就会更好地依从，你开了3天药，3天他都坚持吃了。如果依从性不高，你开了药他只吃一顿，后来忙起来就忘了，过两天想起来再吃一顿，最后说你这药没效果，那他就再也不看中医了。当然前者会好一点，对不对？依从性对保证疗效很重要。

我就按照以上3个基础条件去想，有这个想法之后，平常每晚就会想自己已经拥有了医学常识的样子；想自己已经了解了干细胞、脑机接口这些知识，甚至是跟世界最顶级这些专家交流之后，跟他们分享、交流的状态；想自己会注射、会开方的样子。

甚至，临床上碰到问题，我会去想如果换作我过世的两位老师，李可老师和邓铁涛老师，他们会怎么讲，怎么辨这个证？然后再去看记录他们以前医案的书。书里的医案和我碰到的可能不一样，但是也有类比性，我就会想象他们会怎么跟我讲。

我完全是在老师过世以后，在临睡前让他们重新给我上课。老师不用在你面前，就可以给你上课。老师上课，目的不在于教你知识，而在于让你确信，你是有特别伟大的老师的传授和加持的。他的知识本来不就在书里面了吗？每个人都可以看，那凭什么我拜完师之后，跟你没拜师的有差别?

我观察过在老师身边认真待过的人。相比于只是看过书的人，他们虽然脑子里的知识内容一致，但看东西还是有区别。最大区别就是你看见老师这样治了，这样说话了，把人治好，那些人又回来感谢他，然后他又是怎么处理的，而且你还看到了老师很多普通人的一面……这些场景，会给你信心，让你相信你有一天也可能成为这样的人。

还有某一种的决定，你决定，或者你产生了一个愿望：我有一天要成为这样的人。然后，你就强化了“信、解、行、证”：相信、了解、行动、证实，慢慢你就会朝这个方向走。而最开始，就需要你在意识里面跟老师的连接和对成为那种人的相信。

我的学习经历就是先拜师，然后就出去做公司、游荡。老师就在家里面等着，那么多年我也不来，老师驾鹤西去，然后我开始后悔，再后来在睡前重新与他“沟通”。

慢慢地，我后来就去考中医师资格证，也一步步朝着那个方向走。有些时候在临床中，包括在治疗失眠过程中，开方子偶尔会有神来之笔——它明明不是一个治疗失眠的方子，但我认为它应该对这个人的症状有效。第二天她发一个微信：效果太好了！这种事情多了，你也觉得还挺亢奋的。

患者咳嗽，你通过针灸给处理好了，你就会越来越相信自己。你越相信，他就越觉得你可信。试想，一个觉得自己肯定能治好的人，和一个抱着试试看态度的人，对患者来说是不一样的，人家把身体交给你，你怎么说“我试试看”?

一个大夫本身所表达出来的信心，对于患者来说很重要。但是这种信心要有基础，就是大量的临床的实证效果。

话又说回来，睡前要把自己想成为的样子想清楚，不光是要想形象也就是视觉的部分，还要有听觉、嗅觉的部分。如果不能够想象自己闻到这个味道，就借助一些辅助工具。

你有没有试过，如果你天天闻一种香的味道，如果有一天你突然想它，就不用真的闻到，却感觉已经闻到了。音乐也是典型的例子，所谓“余音绕梁”，比如我天天听佛乐，这时有人把它关了，我却觉得还在听着。所以它到底在脑子以外，还是脑子之内，我也分不清楚。有的时候明明是关着的，我只要坐在这里，老觉着那个音乐还在。

再比如你刚从漂浮的船上下来，你会觉得站的地方都是飘忽的。因为大脑在接受了这个事情之后，它就有惯性了。这种惯性时间长了，就变成一种真实。佛家说，真在哪里？真只不过是你以为真；假在哪里？假的东西时间长了就是真。真的东西长得不像真的，它也就成了假的。很多好人之所以不受人喜欢，是因为他们“真”得有点假，或者说“假”得有点真。

总之，睡前要全息地去想象场景，如果不够逼真，可以辅以味道。你去想这个场景，就闻这个味道，以后你不用闻了，通过想象也能“闻”到。音乐也是一样，它造成了一种AR（增强现实）的效果。有些是想的，有些是真的，但它们重叠在你的意识里，时间长了就都真了，也是一种增强现实。

发大愿，才有大力量

但是说远一点，最后可能会出现另外一个问题：当你好不容易成为自己想成为的人，感觉很绝望怎么办?

我们以前境界低，见识少，梦想成为一个什么样的人，一下实现了之后就会很怅然。我在大学的时候梦想，以后有钱了怎么办——就到北京广播学院（今中国传媒大学）旁边那条又脏又破的定福庄西街，买十个鸡腿，一箱可乐。左手一个鸡腿，右手一个鸡腿，横吃；可乐一半拿来喝，一半拿来泡脚。我儿子有一天也这么说：等以后有钱了就用可乐装满一个游泳池，想喝就喝，想游就游，在可乐里面游泳；卧室里床都是巧克力、蛋糕做的，醒了之后就把床腿给吃了。他觉得这已经是完美的人生了。

如果我们小时候境界太低，梦想很快实现了呢?

这是一个很悲剧的事情，实现了怎么办？想新的是吧？太浪费了。这就应了宗萨蒋扬钦哲仁波切说过的话，他说很多人如果很容易达到目标，就会马上想新的，这时候他们的身体就陷入一种空虚，还没有来得及享受这个快乐，就充满了新的欲望，这个欲望会带来一种新的不满足感。而那种实现之后的空虚、落寞和快乐，他们都没有机会体验。

应该怎么办呢？他说首先要发大愿，因为大愿才能帮助你。

所谓“取法乎上，得乎其中”。你不能只为自己发那种很个人、很小的愿望，这种愿望力量不够。而当你心里有宏大的故事线时，自然能整合更多资源，找到更多同伴。**如果你的梦想里就只有自己，**

所有言行举止都围绕自己展开，别人也感受得到，那别人为什么帮你呢？但是如果你的梦想是帮助很多人，也会透过你的言行举止自然而然散发出来，别人也会感受到。

所以一个人千万要有宏大的故事线，你在这个宏大故事线里扮演什么角色，才谈得上有意义。如果没有一个超越个人的、相对宽广的背景，那么你所做的事就不是很重要，而且缺乏力量。我看到的每个领域里面最优秀的人，无不拥有这种特质。就是要把自己的理想融入到伟大的为人民服务中去。

这话千真万确，但是不知道为什么，当年中学老师讲给我们听，没有让我们产生那种兴奋感，这太可惜了。他们怎么就把真的东西讲得那么假？这是一个悲剧，可能只有一个原因，就他们自己并不足够相信这个道理。

“梦”的故事线应该宏大而欢乐

首先，一定要把自己的每天做的“梦”放在一个大的故事背景下，然后考虑自己的角色是什么，才会清楚。其次，这个故事应该充满欢笑，不需要那么悲壮。有些人喜欢做悲壮的梦，这很可怕。

比如我有个朋友，每次谈恋爱最后都是被“劈腿”、被甩，她觉得很郁闷。她的一个好朋友就告诉她：这完全是因为小的时候，她看琼瑶剧看多了，期待每一段恋爱里面，自己都是那个受伤的女主人公，浪漫地邂逅一个白马王子。结果自己被抛弃，然后在雨夜里哭泣。这形成了一种悲剧的美学效应。

我中学时代天天听齐秦，被深刻地洗脑。齐秦写的歌都有些悲伤，窗外又飘着小雨，听得我还没恋爱，就已经深度失恋——我当时还没迎来初恋，就天天听着那种失恋感觉的歌，导致我的频繁失恋其实是一种“结构性悲剧”：每次没谈之前就已经觉得自己失恋、被抛弃，就开始进入状态了。所以我对恋爱产生了一种强烈的恐惧，觉得自己注定要被抛弃。

我花了很多年修复自己，今天“勇敢地”说出自己悲惨的命运，让大家引以为鉴。我那个朋友也是这样，琼瑶剧看多了，老觉得自己会被“劈腿”，被富家公子抛弃，成为那个灰天鹅。就像有些人韩剧看多了，老觉得自己会得白血病死掉。故事里面那种悲惨、悲情、悲壮，我们在电影和电视里面看到太多，会形成一种暗示。

还有一个真实案例。我有个朋友某天带着孩子在街上走，结果跑过来一个人说这孩子相貌庄严，骨骼清奇，来参加我们剧组吧。我朋友说走开。那人说不是骗你的，你明天到某饭店，冯导和徐帆都在，他们俩假不了吧？

我朋友第二天就去了，果然冯导在，一看这小孩觉得挺好，转头问徐帆，徐帆说行，就他了。那孩子就参演了《唐山大地震》。这个小朋友的爸爸，我的一个同学，当时觉得反正小孩子有些演戏的体验也挺好的。但后来他却有点后悔，他说他儿子演《唐山大地震》，几十次从泥巴堆里拉出来，搞什么生离死别。演完之后，孩子简直从儿子变成了爷爷，参破生死的样子。

所以不要让小孩子去看那么多的悲剧，偶尔看看，把它作为一种“预防针”是可以的。如果长期看，它就变成一种暗示，进入人的深度意识之后，人就活在悲剧里了。其实人生完全没必要活成一个悲剧，即便是一个悲壮的英雄剧。你只需要活成一个快乐的轻喜剧，我看就可以了。

很多经历过大事的人，身上都有一种举重若轻的轻喜剧感。我认识一些老革命英雄，也出生入死过，但你会觉得他身上充满那种特别美好的轻松感。

写这篇东西的前一晚，我还访问了葛兆光教授夫妇。这两位都是历史学教授，年龄都在六七十岁。葛太太头发有点花白，讲起历史来透着深厚的学术底蕴，但那个表情就像个小女孩。而葛教授就跟小男孩一样。两个有一点灰白头发的小男孩、小女孩在你面前坐着，那种感觉特别美好。他们的研究对象是历史，他们活在历史里面，而在宏大的历史中他们真的就是小孩子。

所以我们昨天坐下来，他们第一句话就是“你好年轻人”，我说不年轻了，奔50了。他们还说之前凤凰卫视的事，我说那都是20年前的事了，他们就对视一笑，说“我们俩平常讲的都是50年前的事”。

所以说，**做自己的“梦”，故事线的背景要宏大，情绪基调也要欢乐。**

爱看电影的人都知道，多数电影配乐都有反复的一个旋律，可能会使用不同的乐器、不同的速度、不同的方式在不同的场景中反复出现，每次都有变化，但是一直会出现，这样就形成了整部电影的情绪基调。

我们在做自己的“梦”时，要记得除了故事情节之外，情绪基调也很重要。**其实，人生不过是用一系列故事来活出自己的情绪，最后只是活个情绪而已。**

谈恋爱为了什么？不就是为了一个情绪。如果谈恋爱只会给你带来一种失恋的悲剧，你就会觉得谈恋爱干什么，还不如不开始。所以后来我就开始听李宗盛的歌了——中年男人对自己人生的悲叹。最近听的都是我儿子听的那些歌，《五环》《沙漠骆驼》，因为我觉得一个人有了孩子，就该抓住机会重新年轻一次。

所以要用新的情绪基调去覆盖旧东西。有的人会试图删除，可删除是极难的技能。多数人只能做到覆盖，用新的习惯覆盖旧的习惯，用新的想象覆盖旧的想象，用新的故事覆盖旧的故事。虽然旧东西在某个夜深人静的时分还是会浮出来，但是人还是可以朝新的方向走。

人生仿佛一个圆环套一个圆环，中间有没有一根轴去贯穿它呢？可能没有，也就是说，**未来的你是你想象的结果，过去的你，也是你想象的结果，当下的你，还是你想象的结果，仅此而已。而你的想象，是你可以自己决定的。**

主动造梦，重构人生

很多人会说，这到底跟精神分裂症有什么区别？

其实站在一个古人的角度，看见街上有个人对着天空，一边挥手，一边在说话，一会儿哭一会儿笑，一定觉得那人是疯子。他全然不知道这个人戴了一个蓝牙耳机，在和老婆吵架。在古人眼中，他就是个疯子。而在10年前的人看来，我们现在所有人都是网瘾患者。很多时候它是阶段性的，所谓“病”是一阵阵的，所以不要认为这个病有多严重。你相信了，大家都相信了，它就不是病了。

当所有人都一样，都是活在想象当中的时候，它就不是病了。

最典型的例子，就是当你活在网上的时候，你觉得自己在指导着中美关系、全球货币战争，那一刹那你是完全真实的。你为什么不觉得假呢？很多人都这样，线下生活潦倒，论坛里拿起键盘就是王者，谁都敢骂。所以当所有人都变成网民，网民就不存在了。

当所有人都同时生活在真实和虚拟现实当中时，就没有真实与虚拟现实的区分了。在可见的将来，我们绝大部分人的大部分时间都活在虚拟世界里。

我儿子8岁生日那天，早上醒来，伸了个懒腰，说了一句话，当时把我们惊到了。

他说：“原来刚才是一场梦。”

他早上做了个梦，他在梦里追逐打闹，把自己搞得满头大汗。醒来之后，伸懒腰说“原来是一场梦”。

一样的道理，当我们主动去造梦时，就可以开始重新构架自己的人生，也就是说在“梦”里找出更好的自己。

-全书完-

参考文献

1. [美]戴维·珀尔马特，[美]克里斯廷·洛伯格.菌群大脑[M].机械工业出版社，中国纺织出版社，2018

2. 杨璞,李崇超,李春晔.回家睡觉的智慧[M].中国中医药出版社，2015

3. 刘高峰.爆睡术：睡眠障碍心理分析实录[M].文汇出版社，2017

4. [英]佩内洛普·A.刘易斯.睡眠的秘密世界[M].中央编译出版社，2019

5. [英]理查德·怀特曼.夜脑[M].湖南文艺出版社，2018

6. [美]莉莎·费德曼·巴瑞特.情绪[M].中信出版集团，2019

梁冬（太安）

出身书香世家，师承国医大师邓铁涛，民间中医大家李可、郭生白三位先生。

毕业于北京广播学院（现中国传媒大学）及中欧国际工商管理学院。

1998年加入凤凰卫视，相继担任过若干节目主编、主持人及制作人。

2004年底加入百度公司，被任命为副总裁，负责市场及公关战略的制订实施。

2007年请辞，跟随南怀瑾先生学习。

2009年创办正安健康集团及自在睡觉有限公司。

《冬吴相对论》出品人，也是《生命，觉者》系列纪录片出品人、主持人。

shuì jué

睡觉

作者 _ 梁冬

产品经理 _ 段冶　装帧设计 _ 陈微微　产品总监 _ 马伯贤　技术编辑 _ 白咏明
责任印制 _ 刘淼　出品人 _ 吴畏

作者鸣谢

特别感谢元、智、绢、思四位与我共事的同学

果麦
www.guomai.cc

以 微 小 的 力 量 推 动 文 明

图书在版编目（CIP）数据

睡觉 / 梁冬著 . -- 上海：上海科学技术文献出版社，2021（2022.8 重印）

ISBN 978-7-5439-8224-6

Ⅰ．①睡… Ⅱ．①梁… Ⅲ．①睡眠－基本知识 Ⅳ．①R338.63

中国版本图书馆 CIP 数据核字 (2020) 第 233309 号

责任编辑：苏密娅
封面设计：陈微微

睡觉
SHUI JUE
梁冬　著
出版发行：上海科学技术文献出版社
地　　址：上海市长乐路 746 号
邮政编码：200040
经　　销：全国新华书店
印　　刷：北京世纪恒宇印刷有限公司
开　　本：880mm × 1230mm　1/32
印　　张：8.25
字　　数：176 千字
版　　次：2021 年 1 月第 1 版　　2022 年 8 月第 6 次印刷
书　　号：ISBN 978-7-5439-8224-6
定　　价：58.00 元
http://www.sstlp.com